方剂学复习指导手册（第二版）

（供日常学习、执业医师资格考试、研究生入学考试等用）

左铮云　丁　舸　姚凤云　聂建华　主编

江西中医药大学中医学院方剂学教研室　组织编写

中国中医药出版社

·北　京·

图书在版编目（CIP）数据
方剂学复习指导手册 / 左铮云等主编 . —2 版 . —北京：
中国中医药出版社，2020.4
ISBN 978-7-5132-5917-0

Ⅰ . ①方…　Ⅱ . ①左…　Ⅲ . ①方剂学　Ⅳ . ① R289

中国版本图书馆 CIP 数据核字（2019）第 270616 号

中国中医药出版社出版
北京经济技术开发区科创十三街 31 号院二区 8 号楼
邮政编码　100176
传真　010-64405750
山东百润本色印刷有限公司印刷
各地新华书店经销

开本 787×1092　1/32　印张 8　字数 159 千字
2020 年 4 月第 2 版　2020 年 4 月第 1 次印刷
书号　ISBN 978 – 7 – 5132 – 5917 – 0

定价　45.00 元
网址　www.cptcm.com

社 长 热 线　010-64405720
购 书 热 线　010-89535836
维 权 打 假　010-64405753

微信服务号　zgzyycbs
微商城网址　https://kdt.im/LIdUGr
官 方 微 博　http://e.weibo.com/cptcm
天猫旗舰店网址　https://zgzyycbs.tmall.com

如有印装质量问题请与本社出版部联系（010-64405510）

《方剂学复习指导手册（第二版）》

编　委　会

主　编　左铮云　丁　舸

姚凤云　聂建华

副主编　孙有智　赵海梅

陈爱民　姜劼琳

编　委　（按姓氏笔画排序）

左志琴　刘　静　刘佳鑫

刘端勇　杨宜花　陈俊杰

周步高　姜宜妮　章美玲

傅　杰

编写说明

为了便于学生学习、复习方剂学，我们修订了《方剂学复习指导手册》一书，并作为第二版出版。该书与全国中医药行业高等教育“十三五”规划教材《方剂学》配套。具体说明如下：

1. 全书分为绪言、上篇总论与下篇各论三部分。绪论分别介绍方剂及方剂学的定义，以及学好方剂学的要点。上篇总论重点介绍方剂学的基本理论，包括方剂的起源与发展、方剂与治法、方剂的分类、方剂的剂型、方剂的煎服法，以及方剂的组方原则与变化。下篇各论按功用将方剂分为解表剂、泻下剂等20章。

2. 每章方剂包括概述、正方、小结。此外，新增二维码，内容为研究生入学考试、执业医师考试模拟题及练习题。

3. 概述部分主要阐述本章方剂的定义、分类及使用注意事项。

4. 正方来源主要是教学大纲及研究生入学考试、执业医师考试大纲中要求掌握的方剂，每首方剂包含来源、方歌、组成、功用、主治、方解、重点等内容。

5. 组成：在原方药物组成后，有些方剂用法中所含的药物以括号形式标出。

6. 用量：每味药物的用量，先撰古代原方用量，再写现代用量，并用“g”表示。

7. 主治：先列主治证，主治证较多时分列 1、2 等。每一主治证分别阐明病机、辨证要点。

8. 方解：君、臣、佐、使药物配伍，用横线画出，清晰明确，简明扼要。

9. 重点内容：对该方主要药物配伍、配伍特点、特殊用法、用量、使用注意等加以说明。

10. 小结：将掌握方与熟悉方进行总结比较。

11. 说明：全书正方分为一、二、三级方剂，一级方剂以 *** 标注，要求全面掌握其组成、用法、功用、主治、方解及其配伍特点等。二级方剂以 ** 标注，要求掌握其组成、功用、主治及其主要配伍意义。三级方剂以 * 标注，要求掌握其主要组成、功用及主治病证。

12. 二维码：研究生入学考试、执业医师考试题目选择近 10 年来的考试样题并附有答案。

13. 练习题：题目内容涵盖教学大纲及研究生入学考试、执业医师考试大纲要求掌握、熟悉内容，题型为选择题，有 A 型题、B 型题、X 型题，附参考答案。

14. 本次编写分工（以编写内容前后为序）：绪言、上篇总论由左铮云、丁舸编写；下篇各论解表剂、泻下剂由孙有智、周步高编写，和解剂由刘端勇编写，清热剂由姚凤云编写，祛暑剂由刘佳鑫编写，温里剂、表里双解剂由姜宜妮编写，补益剂由聂建华编写，固涩剂、安神剂由杨宜花编写，开窍剂由刘佳鑫编写，理气剂由傅杰、刘静编写，理血剂由姜劼琳编写，治风剂、治燥剂由左志琴编写，祛湿剂由赵海梅编写，祛痰剂由陈爱民编写，消食剂、驱虫剂由陈俊杰编写，治痈疡剂由章美玲编写。

在编写过程中，难免有疏漏，对本书不足之处，敬请广大师生在使用过程中提出宝贵意见，以便今后修订和提高。

《方剂学复习指导手册（第二版）》编委会

2019年9月

目　　录

绪　言

一、方剂学概念

方剂学是研究治法与方剂组方原理、方剂的配伍规律及临证运用的一门学科。

二、地位和重要性

1. 方剂学是理、法、方、药体系的重要组成部分，是临床辨证论治的主要手段。

2. 方剂学是架于中医基础理论与临床之间的桥梁学科。

三、方剂概念

在辨证审因、确立治法后，遵循组方原则，选择适宜的药物，斟酌用量，决定剂型，规定用法而成的药物配伍组合。

四、学习方剂学方法

1. 首明理法，善于联系。理法是制方的依据，在学习方剂过程中要把前面所学习过的中医基础、中医诊断、中药学知识联系起来，温故而知新。

2. 重点记忆，强调方歌。学习古方，运用古方，首先需了解古方的组成，而每一首方歌有诗韵，歌顺口，好记忆，往往包括组成、功用、主治。只有熟记方歌，才能在临床上做到胸有成竹，挥笔即来。

3. 通晓方理，运筹帷幄。“方理”即制方的理论，包含组方的原则和组方变化等，只有掌握这些制方理论，才能在应用方剂时，既发挥古方配伍严谨的一面，又可根据临床各种变证而灵活使用。

4. 明辨方祖，率一统十。古方众多，要明析辨清祖方，才能了解由此衍化出的类方。例如桂枝汤是仲景伤寒第一方，古人称为“群方之冠”，由桂枝汤衍化出的加减方如小建中汤、当归四逆汤、黄芪桂枝五物汤等。

5. 前后比较，融会贯通。要辨清类似方剂在功用、主治上的异同点。只有这样才能融会贯通，运用自如。

上篇　总论

第一章　方剂的起源与发展

1. 形成： 原始社会时期。

方剂的形成始于原始社会时期，劳动人民发现药物并用于治病，最初只是使用单味药，经多年的医疗实践，认识到用几味药配合起来治病效果更好，于是逐渐形成方剂。晋·皇甫谧《针灸甲乙经·序》曰："伊尹以亚圣之才，撰用神农本草，以为汤液。"故后世将伊尹尊为汤液的祖师，方剂的祖师。

2. 奠基： 春秋战国时期。

（1）《五十二病方》大致成书于公元前3世纪，早于《黄帝内经》时期，是我国现存最早记载方剂的一部方书，载方283首。

（2）《黄帝内经》约成书于春秋战国时期，是现存医籍中最早的中医理论经典著作，载方13首。

3. 发展： 两汉至明清时期。

（1）《伤寒杂病论》成书于公元205～206年，东汉·张仲景所著。全书创造性地融理、法、方、药于一体，系统论述了外感与内伤的病因、病机、病证、诊治、方剂，被后世医家誉为"方书之祖""经方之祖"，载方314首。

后经晋·王叔和及宋·林亿等编辑整理为《伤寒论》与《金匮要略》。

（2）《肘后备急方》约成书于公元3世纪末，东晋·葛洪所著。该书收载价廉、易得、简便、有效的单方、验方于一书，以供急救之用。

（3）《备急千金要方》《千金翼方》成书于公元652～682年，唐·孙思邈编著。该书集唐代以前方剂之大成，前者载方5300首，后者载方2900首。

（4）《太平圣惠方》成书于公元992年，宋·王怀隐等编著，是中国历史上由政府组织编写的第一部方书，载方16834首。

（5）《太平惠民和剂局方》初刊于公元1078～1085年，定型于公元1241～1252年，是中国历史上第一部为政府编制颁行的成药药典，载方788首。

（6）《伤寒明理论·药方论》成书于公元1156年，成无己所著。该书是历史上首次以君臣佐使理论剖析组方原理的著作，也是第一部有方解的著作。载方320首，作者只分析了《伤寒论》之20首方剂。

（7）《普济方》成书于公元1406年，明·朱橚编纂。该书是中国现存古籍中载方量最多的方书，载方61739首。

（8）《医方集解》成书于公元1682年，清·汪昂编著。该书开创方剂功用分类方法的先河。

4. 成熟：近代以来，特别是新中国成立时期。

《中医方剂大辞典》由南京中医药大学主编，收录秦汉以来一直到1986年的医学文献中有方名的方剂共96592首，堪称当今方剂之大成。

第二章　方剂与治法

一、方剂与治法的关系

方剂是在治法指导下，按照组方原则配伍而成的药物有序组合。治法则是在治病过程中，根据病人的临床表现，通过辨证求因，审因论治而拟定的具体治疗方法。即“方从法出”“法随证立”。二者关系非常密切，治法是指导遣药组方和运用成方的依据，方剂则是体现和完成治法的主要手段。所以方剂的功用与治法是吻合的，“方即是法”。

二、常用治法

1. 八法来源：清·程钟龄的《医学心悟·医门八法》。

2. 八法内容：汗、吐、下、和、温、清、消、补。

3. 和法的含义：和法是通过和解或调和的方法，使半表半里之邪，或脏腑、阴阳、表里失和之证得以解除的一种治法。

狭义和法是指和解少阳，专治邪在半表半里少阳证的治法。

广义和法是指调和脏腑气血、阴阳、寒热、表里的方法，适用于肝脾不和、寒热错杂、气血营卫失和等证。

4. 消法的含义：消法是通过消导或散结作用，使停留于体内的气、血、痰、食、水、虫渐消缓散的方法。

狭义消法单指消食化积，治食积内停的方法，适用于饮食停滞证。

广义消法包括理气、活血祛瘀、祛痰、消食、祛湿、驱虫、消痈法，适用于气滞血瘀、癥瘕积聚、水湿内停、痰饮不化、疳积虫积等证。

第三章　方剂的分类

一、分类方法

1. 病证分类法，代表著作:《五十二病方》《伤寒杂病论》《外台秘要》《太平圣惠方》《普济方》。

2. 脏腑分类法，代表著作:《备急千金要方》《古今图书集成医部全录》。

3. 病因分类法，代表著作:《三因极一病证方论》《张氏医通》。

4. 组成分类法，代表著作:《黄帝内经》《祖剂》。

5. 治法（功用）分类法，代表著作:《伤寒明理药方论》《景岳全书》《医方集解》《成方切用》《成方便读》。

6. 笔画分类法，代表著作:《中医方剂大辞典》。

二、七方

1. 来源:《黄帝内经》，是最早的方剂分类方法。

2. 内容: 大、小、缓、急、奇、偶、复。

3. 含义:

①大方：药味多或药量重，以治邪气壅盛病证的重剂。

②小方：药味少或药量轻，以治病轻邪浅病证的轻剂。

③缓方：药力和缓，以治病势缓慢需长期服用的方剂。

④急方：药力峻猛，以治病势急需扶危救急的方剂。

⑤奇方：组方用药单数的方剂。

⑥偶方：组方用药双数的方剂。

⑦复方：两方或数方相合，以治复杂病证的方剂。

三、十剂

1. 来源：始于北齐·徐之才的《药对》，明确提出是《伤寒明理药方论》。

2. 内容：宣、通、补、泄、轻、重、滑、涩、燥、湿。宣可祛壅、通可祛滞、补可祛弱、泄可祛闭、轻可祛实、重可祛怯、滑可祛著、涩可祛脱、燥可祛湿、湿可祛枯。

3. 含义：

①宣剂：具行气活血消食之功，能治气滞血瘀食积病证的方剂。

②通剂：具通利小便之功，能治水饮痰滞病证的方剂。

③补剂：具补虚扶正之功，能治正气虚弱病证的方剂。

④泄剂：具通便攻邪之功，能治肠胃里实病证的方剂。

⑤轻剂：具轻开肌表腠理之功，能治风寒表实证的方剂。

⑥重剂：具重镇安神之功，能治神志不安病证的方剂。

⑦滑剂：具润滑肠道之功，能治津亏肠燥积滞病证的方剂。

⑧涩剂：具固涩正气之功，能治正气耗散滑脱不禁病证的方剂。

⑨燥剂：具苦燥中湿之功，能治湿阻中焦病证的方剂。

⑩湿剂：具养阴润燥之功，能治阴虚津亏内燥病证的方剂。

四、八阵

1. 来源： 明 · 张介宾《景岳全书》。

2. 内容： 补、和、攻、散、寒、热、固、因。《景岳全书 · 新方八略引》释曰“补方之制，补其虚也”“和方之制，和其不和者也”“攻方之制，攻其实也”“用散者，散表证也”“寒方之制，为清火也，为除热也”“热方之制，为除寒也”“固方之制，固其泄也”“因方之制，因其可因者也”。

第四章　方剂的剂型

一、传统剂型

1. 汤剂：将药物饮片加水或酒浸泡后，再煎煮一定时间，去渣取汁而制成的液体剂型。其特点吸收快，作用强，便于加减。

2. 散剂：将药物粉碎，混合均匀，制成粉末状制剂，可供内服或外用。散剂粉末颗粒的粒径小，容易分散，起效快；外用散剂的覆盖面积大，可发挥保护和收敛作用。其制备工艺简单，剂量易于控制，便于婴幼儿服用。

3. 丸剂：将药物研成细粉或使用药材提取物，加适宜的黏合剂制成球形固体剂型。丸剂与汤剂相比，吸收较慢、药效持久、节省药材、便于服用与携带。常用的丸剂有蜜丸、水丸、糊丸、浓缩丸等。

4. 膏剂：将药物用水或植物油煎熬去渣而成的剂型。内服膏有流浸膏、浸膏、煎膏。外用膏有软膏、硬膏。

5. 酒剂：将药物用白酒或黄酒浸泡，或加温隔水炖煮，去渣取液供内服或外用。酒剂较易吸收。小儿、孕妇及对酒精过敏者不宜服用。

6. 丹剂：有内服与外用 2 种。内服没有固定剂型，有丸剂，也有散剂。每以药品贵重或药效显著的称“丹”。

二、现代剂型

1. 冲剂： 将药材提取物加适量赋形剂或部分药物细粉制成的干燥颗粒状或块状制剂，用时以开水冲服。颗粒剂既保持了汤剂作用迅速的特点，又克服了汤剂临用时煎煮不便的缺点。口味较好，体积小，但易吸潮。

2. 片剂： 将药物细粉或药材提取物与辅料混合压制成的片状制剂。其质量较稳定，用量准确、异味少，便于服用和储存。

3. 糖浆剂： 将药物煎煮去渣取汁浓缩后，加入适量蔗糖溶解制成的浓蔗糖水溶液。比较适宜儿童用药，糖尿病病人慎用。

4. 口服液： 将药物用水或其他溶剂提取，经精制而成的内服液体制剂。口感较好，近年来无糖型口服液逐渐增多。

5. 注射剂： 将药物经过提取、精制、配制等步骤而制成的灭菌溶液、无菌混悬液或供配制成液体的无菌粉末，供皮下、肌内、静脉注射的一种制剂。有剂量准确、药效迅速、不受消化系统影响的特点，适于急、重患者急救使用。

第五章　方剂的煎服法

一、煎药法

1. 煎药用具：瓦罐、砂锅。

2. 煎药用水：洁净的冷水，或水酒合煎。

3. 煎药火候：一般先用武火，沸腾后即用文火。

4. 煎药方法：煎药前，先将药物浸泡 20 ～ 30 分钟之后再煎煮。在煎煮的过程中，应注意特殊药物的煎法。

5. 特殊药物的煎法：

先煎：介壳与矿物类药物，应打碎先煎，如白虎汤中石膏。

后下：某些气味芳香的药物只煎 5 ～ 6 分钟，如桑菊饮中薄荷。

包煎：某些药物煎后药液混浊，或对咽喉有刺激作用，以及易于粘锅的药物，如黄土汤中灶心土。

单煎：某些贵重药物，为了避免其有效成分被其他药物吸收，可切片单煎取汁，再与其他药液合服，如生脉散中人参。

溶化（烊化）：胶质、黏性大而且容易溶解的药物，应单独溶化，趁热与煎好的药液和匀，顿服或分服，以免因其性黏而影响其他的煎煮，如炙甘草汤中阿胶。

冲服：某些芳香或贵重药物，不宜加热煎煮的，应研为细末，用药液或温开水冲服。如犀角地黄汤中水牛角。

二、服药法

1. 服药时间：一般每日2次，上午1次，下午1次。病在上焦，宜食后服。病在下焦，宜食前服。补益方或泻下方，宜空腹服。安神方，宜临睡前服。对胃肠有刺激的方，宜食后服。

2. 服用方法：服用汤剂，一般1日1剂，分2次温服。

3. 药后调理：服解表剂后当饮热稀粥，以助药力。服泻下剂后，应注意饮食，不宜进生冷难消化的食物，以免影响脾胃的运化。

4. 药后宜忌：

①疾病对饮食的宜忌：如水肿病少食盐，消渴忌糖。

②药物对饮食的宜忌：含地黄的方剂应忌食萝卜，有土茯苓的方剂忌茶叶，服荆芥时宜忌河豚与无鳞鱼等。

第六章 方剂的组方原则与变化

一、方剂的组方优点

1. 增强药物功效，提高临床疗效。
2. 调和偏性，制其毒性，提高用药的安全性。
3. 随症合药，扩大治疗范围，适应复杂病情的需要。
4. 控制多功能单味中药的作用趋向。
5. 不产生抗药性。

二、方剂的组方原则

1. 来源：《素问·至真要大论》："主病之谓君，佐君之谓臣，应臣之谓使。"

2. 含义：

君药：针对主病或主证起主要治疗作用的药物，是方中不可缺少的主药。

说明：

①药味不宜多，一般 1 ～ 2 味为佳。

②用量一般宜大。

③选择君药的原则：标缓时针对主病，标急时针对主症。

臣药：辅助君药加强治疗主病或主证作用的药物；针对兼病或兼证起治疗作用的药物。

说明：

①药力小于君药。

②与君药的配伍表现为相须或相使。

③配伍不同的臣药，决定君药不同的作用趋势。

佐药：佐助药，配合君、臣药以加强治疗作用，或直接治疗次要兼证的药物。

佐制药：制约君、臣药物的峻烈之性，或减轻、消除君、臣药毒性，起到药用安全目的的药物。

反佐药：与君药性味或作用相反而又能在治疗中起相成作用的药物。

说明：

①药力小于臣药。

②用量宜轻。

③根据病情和制方需要选用不同的佐药。

使药：引经药，能引方中诸药以达病所的药物。

调和药：具有调和诸药作用的药物。

3. 意义：组方原则是组方的模式，使组方用药有主有次，重点突出，全面兼顾，用药准确，针对性强，用药多而不杂，少而精要，提高处方用药质量。

4. 举例：患者近几天发热，恶寒，头痛项强，肢节酸楚疼痛，口苦微渴，舌苔白，脉浮。

辨证：外感风寒湿邪，兼内有蕴热证。

立法：解表散寒，祛风除湿，兼清里热。

选方：九味羌活汤

君→羌活→祛风散寒除湿

臣→防风、苍术→发汗散寒，祛风除湿，助君药作用

佐→细辛、川芎、白芷→散风寒，宣湿痹，止痹痛

黄芩、生地黄→治兼症之热，又制辛温药温燥之性

使→甘草→调和诸药

三、方剂的组成变化

1. 组方变化的依据

（1）病情的复杂性。

（2）体质的强弱。

（3）年龄的大小。

（4）性别的不同。

（5）季节、气候的差异。

（6）地区用药习惯。

2. 组方变化的形式

（1）药味加减变化

①佐使药的加减：主症不变，随次要兼症的不同而加减。如桂枝汤变桂枝加厚朴杏子汤。

②臣药的加减：君药不变，随配伍臣药的变化而主症、功效发生变化。如麻黄汤变三拗汤。

（2）药量加减变化（表上 6-1）

两首方剂的组成药物相同，由于药量加减变化，使功效主治均发生变化。

表上 6-1　桂枝汤、桂枝加桂汤、桂枝加芍药汤的鉴别

方剂名称	药物、用量、配伍				功用	主治病证
	君	臣	佐	使		
桂枝汤	桂枝三两	白芍三两	大枣十二枚 生姜三两	甘草二两	解肌发表，调和营卫	外感风寒表虚证
桂枝加桂汤	桂枝五两	白芍三两	大枣十二枚 生姜三两	甘草二两	温通心阳，平冲降逆	心阳虚弱，寒水凌心之奔豚
桂枝加芍药汤	白芍六两	桂枝三两	大枣十二枚 生姜三两	甘草二两	调和肝脾，缓急止痛	肝脾不和之腹痛

（3）剂型更换变化

药物组成、用量相同，而剂型不同，其作用亦异，这种差异表现在药力大小与峻缓的区别，适应病势缓急不同。如理中丸和人参汤。

附：总论复习思考题及答案（二维码 1）

下篇　各论

第一章　解表剂

1. 定义：凡是以解表药为主组成，具有发汗、解肌、透疹、解毒、消肿等作用，用治表证的方剂，称为解表剂。

2. 分类及代表方

（1）辛温解表剂：具有发散风寒作用，主治外感风寒表证。

代表方：麻黄汤、桂枝汤、九味羌活汤、小青龙汤、止嗽散。

（2）辛凉解表剂：具有发散风热作用，主治外感风热表证。

代表方：银翘散、桑菊饮、麻杏甘石汤、柴葛解肌汤。

（3）扶正解表剂：具有扶助正气，解除表证作用，主治正虚而外感表证。

代表方：败毒散、参苏饮。

3. 使用注意

（1）煎服及护理方法

①不宜久煎，宜武火急煎，勿过煮。

②药宜温服，必要时服药后可饮热水，或啜热稀粥，

加衣被，助其发汗，使表邪尽出。

③发汗有度，不可太过：服药后以遍身微微有汗为佳，不可使汗出太过或汗出不彻。

④慎饮食，避风寒：服用解表剂应忌食生冷、油腻，以免有碍胃气；发汗后往往表气虚弱，故应加衣被，避风寒，防止重感。

⑤中病即止，不可过服。

（2）因时因地因人制宜。南方人、夏季以及年龄幼小、禀赋薄弱者，腠理疏松，易于出汗，不宜峻烈发汗，亦不可用量过重。北方人、冬季及体质壮实者，用量可重，也可峻剂发汗。

（3）使用原则：表邪未解，又有里证，应先解表后治里，或表里双解。

（4）禁忌证：外邪入里、麻疹已透、疮疡已溃、虚证水肿、吐泻失水等均不宜用。

第一节　辛温解表剂

麻黄汤***

《伤寒论》

麻黄汤中用桂枝，杏仁甘草四般施，
发热恶寒头项痛，喘而无汗服之宜。

【组成】麻黄去节，三两（9g）　桂枝去皮，二两（6g）　杏仁去皮尖，七十个（9g）　甘草炙，一两（3g）

【功用】发汗解表，宣肺平喘。

【主治】外感风寒表实证。

（1）病机：风寒束表，肺失宣降。

（2）辨证要点：恶寒重，发热重，无汗，舌苔薄白，脉浮紧。

【方解】

君　麻黄——发汗解表，宣肺平喘

臣　桂枝——温经散寒，透达营卫

佐　杏仁——降利肺气，止咳平喘

使　炙甘草——调和诸药

【重点】

1. 主要配伍：麻黄配桂枝，且麻黄、桂枝用量比例是3：2。

2. 配伍要点：一为麻、桂相须，发汗解表之功益彰；二为麻、杏相使，宣降相因，宣肺平喘之效甚著。

3. 使用注意：本方为辛温发汗之峻剂，故《伤寒论》对“疮家”“淋家”“衄家”“亡血家”，以及外感表虚自汗、血虚而脉兼“尺中迟”、误下而见“身重心悸”等，虽有表寒证，亦皆禁用。

桂枝汤***

《伤寒论》

桂枝汤治太阳风，芍药甘草姜枣同，

解肌发表调营卫，表虚自汗此为功。

【组成】桂枝去皮，三两（9g）　芍药三两（9g）　甘草炙，二两（6g）　生姜切，三两（9g）　大枣擘，十二枚（6g）

【功用】解肌发表，调和营卫。

【主治】外感风寒表虚证。

（1）病机：风寒客表，营卫不和（卫强营弱）。

（2）辨证要点：恶风，发热，汗出，苔薄白，脉浮缓。

【方解】

君　桂枝——解肌发表，祛在表风邪，助卫阳

臣　芍药——益阴敛营，收敛外泄之营阴

佐　生姜——助桂枝以解表，和胃止呕

　　大枣——助白芍以和营，补脾生津

使　炙甘草——与桂枝配伍，辛甘化阳以助阳

　　　　　　与白芍配伍，酸甘化阴以助阴

　　　　　　调和诸药

【重点】

1. 主要配伍：桂枝配芍药，且二者的用量比例是 1 ∶ 1。

2. 桂枝和白芍的配伍意义：桂枝发表通阳调卫，白芍酸寒敛阴和营，共奏调和营卫之功。

3. 用法：药后饮热稀粥，以助药力；保暖取微汗，使遍身微微有汗，不可大汗淋漓；汗出即停药；病未愈守方继服；禁生冷、酒肉、酸、五辛、臭恶等物。

九味羌活汤***

张元素方，录自《此事难知》

九味羌活用防风，细辛苍芷与川芎，

黄芩生地同甘草，分经论治此方通。

【组成】羌活（9g）　防风（9g）　苍术（9g）　细辛（3g）　川芎（6g）　香白芷（6g）　生地黄（6g）　黄芩

（6g） 甘草（6g）（原著本方无用量）

【功用】发汗祛湿，兼清里热。

【主治】外感风寒湿邪，内有蕴热证。

（1）病机：风寒湿邪郁表，经络气血不利，蕴热于里。

（2）辨证要点：恶寒发热，无汗头痛，肢体酸楚重痛，口苦微渴。

【方解】

君 羌活——散风寒湿邪而镇痛

臣 防风——祛风除湿，散寒止痛

苍术——发汗除湿，防湿内侵

佐 细辛、白芷、川芎——散寒祛风，宣痹止痛

黄芩、生地——清泄里热，防辛温燥烈伤阴

使 炙甘草——调和诸药

【重点】

1. 配伍特点：①本方升散药与清热药结合使用，使辛燥不伤阴，清滋不碍邪，四时外感皆可使用。②该方体现了分经论治的思想，羌活治太阳，白芷治阳明，川芎治少阳，苍术治太阴，细辛治少阴，川芎治厥阴，六经兼备。

2. 方中各药的用量：原书无用量，现代临证时需根据病邪所在部位的不同而灵活的增减方中相应药物的用量。

小青龙汤***

《伤寒论》

小青龙汤最有功，风寒束表饮停胸，

辛夏甘草和五味，姜桂麻黄芍药同。

【组成】麻黄去节，三两（9g） 芍药三两（9g） 细辛

三两（3g）　干姜三两（6g）　甘草炙，三两（6g）　桂枝去皮，三两（9g）　五味子半升（9g）　半夏洗，半升（9g）

【功用】解表散寒，温肺化饮。

【主治】外寒内饮证。

（1）病机：风寒袭表，引动内饮，肺失宣降。

（2）辨证要点：恶寒发热无汗，喘咳痰白清稀，苔白滑，脉浮。

【方解】

君　麻黄、桂枝——解表散寒，宣肺平喘

臣　干姜、细辛——温肺化饮

佐　半夏——温化寒痰，降逆平喘

　　五味子——收敛肺气

　　白芍——养血和营，监制姜、辛、夏之温燥，以防伤阴

使　炙甘草——调和诸药

【重点】

1. 配伍特点：本方散中有收（麻桂与白芍）、开中有阖（姜辛夏与五味子）、宣中有降（麻黄与半夏），散邪不伤正，护正不留邪。

2. 作用特点：本方既可外散风寒，又可内化水饮，但二者之间以温化寒饮为主。

止嗽散**

《医学心悟》

止嗽散用百部菀，白前桔草荆陈研，
宣肺疏风止咳痰，姜汤调服不必煎。

【组成】桔梗炒　荆芥　紫菀蒸　百部蒸　白前蒸，各二斤（各12g）甘草炒，十二两（4g）陈皮水洗，去白，一斤（6g）

【功用】宣利肺气，疏风止咳。

【主治】风邪犯肺之咳嗽证。

（1）病机：表邪未解，肺气失宣。

（2）辨证要点：咳嗽咽痒，微恶风发热，苔薄白。

【方解】

君　紫菀、百部——止咳化痰

臣　桔梗、白前——宣降肺气，化痰止咳

佐　荆芥——疏风解表

　　陈皮——理气化痰

使　甘草——调和诸药，合桔梗利咽止咳

【重点】

1. 配伍特点：本方燥润相济（陈皮配百部）、滋中有散（紫菀、百部与荆芥），温而不燥，润而不腻，散邪不伤正，扶正不留邪。

2. 作用特点：本方温润和平，不寒不热，外可解表散寒，内可止咳化痰，但二者之间以止咳化痰为主。因此，无论新久咳嗽，有无表证，只要咯痰不爽，皆可加减使用。

第二节　辛凉解表剂

银翘散***

《温病条辨》

银翘散主上焦疴，竹叶荆蒡豉薄荷，
甘桔芦根凉解法，清疏风热煮无过。

【组成】连翘一两（30g）　银花一两（30g）　苦桔梗六钱（18g）　薄荷六钱（18g）　竹叶四钱（12g）　生甘草五钱（15g）　芥穗四钱（12g）　淡豆豉五钱（15g）　牛蒡子六钱（18g）（鲜芦根汤煎）

【功用】辛凉透表，清热解毒。

【主治】外感风热表证之重证（温病初起）。

（1）病机：温热袭表，热毒内传。

（2）辨证要点：发热，微恶寒，口渴，咽痛，舌尖红，脉浮数。

【方解】

君　金银花、连翘——疏散风热，清热解毒，辟秽化浊

臣　薄荷、牛蒡子——疏散风热，清利头目，解毒利咽

荆芥穗、淡豆豉——解表散邪

佐　芦根、竹叶——清热生津

桔梗——开宣肺气，止咳利咽

使　生甘草——调和诸药，合桔梗利咽止痛

【重点】

1. 配伍特点：一是辛凉之中配伍少许辛温之品，既有利透邪，又辛而不烈，温而不燥，无伤津之弊。二是疏散风热与清热解毒之品相伍，具有外散风热，兼解毒之功，构成清疏兼顾之剂。

2. 用法：各药研为粗散，鲜芦根汤煎煮服用，勿过煮。

桑菊饮***

《温病条辨》

桑菊饮中桔杏翘，芦根甘草薄荷饶，
清疏肺卫轻宣剂，风温咳嗽服之消。

【组成】桑叶二钱五分（7.5g） 菊花一钱（3g） 杏仁二钱（6g） 连翘一钱五分（5g） 薄荷八分（2.5g） 苦桔梗二钱（6g） 生甘草八分（2.5g） 苇根二钱（6g）

【功用】疏散风热，宣肺止咳。

【主治】外感风热表证之轻证（风温初起，邪客肺络证）。

（1）病机：邪在肺卫，清肃无权。

（2）辨证要点：咳嗽，身热不甚，口微渴，舌尖边红，脉浮数。

【方解】

君 桑叶——疏散风热，清透肺热，止咳
　 菊花——疏散风热，清利头目

臣 杏仁——降肺止咳
　 桔梗——宣肺化痰止咳

佐 薄荷——辛凉解表，助桑、菊以疏散风热

连翘——透表散邪，清热解毒

芦根——清热生津

使 甘草——调和诸药

【重点】

作用特点：本方解表力甚弱，但宣肺止咳力强，因此适合于表证不重而咳嗽较为明显者。

麻黄杏仁甘草石膏汤***

《伤寒论》

仲景麻杏甘石汤，辛凉宣肺清热良，

邪热壅肺咳喘急，有汗无汗均可尝。

【组成】麻黄去节，四两（9g） 杏仁去皮尖，五十个（9g） 甘草炙，二两（6g） 石膏碎，绵裹，半斤（18g）

【功用】辛凉疏表，清肺平喘。

【主治】表邪未解，肺热咳喘证。

（1）病机：邪热壅肺，宣降失司。

（2）辨证要点：咳喘，身热口渴，苔薄黄，脉浮数。

【方解】

君 麻黄——辛散表邪，宣肺平喘

石膏——辛凉解肌，清泻肺热

臣 杏仁——降气平喘

佐使 炙甘草——调和诸药，益气和中，防石膏寒凉伤中

【重点】

1. 石膏与麻黄相伍为君：本方主治表邪未解，肺热咳喘证，只有麻、膏相配才能切合病机，体现治法。一方面

若表邪未解，化热犯肺时，法应清疏兼顾，方符合辛凉解表剂的要求；另一方面即使表邪已解，肺热壅盛时，亦应清宣合用，方为合拍。方中麻黄散风宣肺，石膏清泻肺热，二者相制配伍，才能切合病情，故二药共为君药。

2. 配伍特点：寒热并用，清宣并施，宣降结合，以清为主；宣肺与降气结合，以宣为主。共成辛凉疏表，清肺平喘之功。

柴葛解肌汤**

《伤寒六书》

陶氏柴葛解肌汤，邪在三阳热势张，
芩芍桔甘羌活芷，石膏大枣与生姜。

【组成】柴胡（6g） 干葛（9g） 甘草（3g） 黄芩（6g） 羌活（3g） 白芷（3g） 芍药（6g） 桔梗（3g）（原著本方无用量）（生姜三片，大枣二枚，石膏末一钱）

【功用】解肌清热。

【主治】外感风寒，郁而化热证。

（1）病机：风寒未解，郁而化热，内传阳明，波及少阳。

（2）辨证要点：发热重，恶寒轻，头痛，眼眶痛，鼻干，脉浮微洪。

【方解】

君　葛根——外透肌热，内清郁热
　　柴胡——解肌退热，疏畅气机

臣　羌活、白芷——解表散寒，并止诸痛
　　黄芩、石膏——清泄里热

佐　桔梗——宣畅肺气

白芍、大枣——敛阴养血，防止疏散太过而伤阴

生姜——发散风寒

使　甘草——调和诸药

【重点】

本方温清并用，侧重于辛凉清热，表里同治，侧重于疏泄透散。

第三节　扶正解表剂

败毒散（原名人参败毒散）***

《太平惠民和剂局方》

人参败毒茯苓草，枳桔柴前羌独芎，

薄荷少许姜三片，时行感冒有奇功。

【组成】柴胡去苗　甘草爁　桔梗　人参去芦　川芎　茯苓去皮　枳壳去瓤，麸炒　前胡去苗，洗　羌活去苗　独活去苗，各三十两（各9g）（煎煮时加生姜、薄荷少许）

【功用】散寒祛湿，益气解表。

【主治】气虚外感风寒湿证。

（1）病机：素体气亏，邪郁肌腠。

（2）辨证要点：憎寒壮热，头项肢体酸楚重痛，无汗，脉浮重按无力。

【方解】

君　羌活、独活——祛风散寒除湿止痛

臣　川芎——行气活血，祛风止痛

柴胡——解肌透邪

佐　桔梗、枳壳、前胡——宣肺利气，止咳化痰

茯苓——健脾渗湿

人参——补气扶正；散中有补，不致耗伤真元

生姜、薄荷——辛散解表，助羌、独祛邪

使　炙甘草——调和诸药

【重点】

1.逆流挽舟法：是一种比较特殊的治法，从字面上解释是指使船逆水流而行的方法。此处是指本方可用于治疗外感风寒湿邪，表证未解，外邪内陷而成之痢疾，用本方后可使陷里之邪还从表外解，从而使痢疾停止的治法，称为“逆流挽舟”法。

2.配伍特点：扶正药与祛邪药同用，构成邪正兼顾，祛邪为主的配伍形式，从而达到祛邪不伤正，扶正不留邪的目的，因此对虚人外感者，确为贴恰。

参苏饮**

《太平惠民和剂局方》

参苏饮内用陈皮，枳壳前胡半夏齐，
干葛木香甘桔茯，气虚外感最相宜。

【组成】陈皮去白　枳壳去瓤，麸炒　桔梗去芦　甘草炙　木香各半两（各6g）　半夏　紫苏用叶　干葛洗　前胡去苗　人参去芦　茯苓去皮，各三分（各9g）

【功用】益气解表，理气化痰。

【主治】气虚外感风寒，内有痰湿证。

（1）病机：素体气虚，内有痰湿，复感风寒。

（2）辨证要点：恶寒发热，无汗头痛，咳痰色白，胸脘痞闷，倦怠乏力，苔白，脉弱。

【方解】

君　苏叶——疏风散寒，宣肺止咳，行气宽中

臣　葛根——解肌发汗

佐　半夏、桔梗、前胡——止咳化痰

　　木香、枳壳、陈皮——理气宽胸

　　茯苓——健脾除湿以利消痰

　　人参——益气扶正

使　炙甘草——补气安中，调和诸药

【重点】

本方配伍特点为散补并举，则散不伤正，补不留邪；行气与化痰并重，使气顺痰自消。

【小结】具体见表下 1-1。

表下 1-1　解表方比较

方名	相同点	不同点
麻黄汤	辛温解表，主治外感风寒或外感风寒湿等证	发汗重剂。主治外感风寒表实证兼有咳喘
桂枝汤		发汗作用弱，但可调和营卫。主治外感风寒表虚证
九味羌活汤		发汗平剂。主治外感风寒湿邪，兼有里热证
小青龙汤		发汗力偏重。主治素有寒饮又外感风寒之证
止嗽散		发汗力轻。主治多种咳嗽

续表

方名	相同点	不同点
银翘散	辛凉解表，主治外感风热表证	辛凉平剂，解表力强，且善清热解毒。主治风热犯卫之重证
桑菊饮		辛凉轻剂，解表力轻，重在宣肺止咳。主治风热犯肺之咳嗽
麻杏甘石汤		辛凉重剂，清宣肺热。主治外邪入里所致的肺热喘咳证
败毒散	扶正解表，治气虚外感证	散寒祛湿，益气解表。主治体虚外感风寒湿之表证
参苏饮		益气解表，理肺化痰。主治气虚外感风寒，兼有痰阻气滞证

附：解表剂复习思考题及答案（二维码 2）

第二章　泻下剂

1. 定义： 凡是以泻下药为主组成，具有通便泻热，攻积逐水作用，以治里实证的方剂，称为泻下剂。

2. 分类及代表方

（1）寒下剂：具有泻热通便，活血祛瘀作用，主治里热积滞实证。

代表方：大承气汤，大陷胸汤。

（2）温下剂：具有温阳通便作用，主治里寒积滞证。

代表方：温脾汤。

（3）润下剂：具有润肠通便作用，主治肠燥津亏，大便秘结证。

代表方：麻子仁丸，济川煎。

（4）逐水剂：具有攻逐水饮作用，主治悬饮和水肿重证。

代表方：十枣汤。

（5）攻补兼施剂：具有泻下补益作用，主治正虚里实证。

代表方：黄龙汤。

3. 使用注意

（1）使用原则：表证未解，里未成结实者，不宜使用泻下剂。表证未解，里已成结实者，先解表，后治里，或表里双解。

（2）禁忌证：峻下剂伤人体正气，孕妇、产后、月经期及年老体弱，病后伤津亡血慎用。

（3）泻下剂易伤胃气，中病即止。

（4）调理饮食，忌进油腻及不消化食物。

第一节 寒下剂

大承气汤***

《伤寒论》

大承气汤用硝黄，配伍枳朴泻力强，
痞满燥实四证见，峻下热结宜此方。

【组成】大黄酒洗，四两（12g） 厚朴去皮，炙，半斤（24g） 枳实炙，五枚（12g） 芒硝三合（9g）

【功用】峻下热结。

【主治】

1. 阳明腑实证。

（1）病机：邪热燥屎相结，气滞传导失司。

（2）辨证要点：大便不通，脘腹痞满，腹痛拒按，发热日晡加剧，手足汗出，苔黄燥、焦黑起芒刺，脉沉实。

2. 热结旁流证。

（1）病机：同上。

（2）辨证要点：便下粪水色青异臭，腹痛拒按，苔黄燥，脉滑数。

3. 里热实证之热厥、痉病、发狂。

（1）病机：同上。

（2）辨证要点：以上三病而见明显的阳明腑实证的表现。

【方解】

君　大黄——泻热通便，荡涤胃肠实热积滞——实

臣　芒硝——软坚散结，泻热润燥——燥

君　厚朴——行气消胀除满——满

臣　枳实——破结消痞导滞——痞

【重点】

1. 主要配伍：大黄配芒硝。

2. 配伍要点：本方泻下药与行气药配伍，行气以助泻下，而泻下有利于气机的通顺，二者相辅相成，共奏峻下热结之功。

3. 煎药法：先煎厚朴、枳实，后下大黄，芒硝冲服。

4. 使用注意：本方为泻下峻剂，故孕妇忌用，体虚、年老体弱者慎用，得效则止。

大陷胸汤**

《伤寒论》

大陷胸汤用硝黄，甘遂为末共成方，

专治水热结胸证，泻热逐水效非常。

【组成】大黄去皮，六两（10g）　芒硝一升（10g）　甘遂一钱匕（1g）

【功用】泻热逐水。

【主治】水热互结之大结胸证。

（1）病机：表邪内陷，邪热与水饮搏结于胸膈。

（2）辨证要点：心下硬满，疼痛拒按，便秘，舌燥，

苔黄，脉沉有力。

【方解】

君　甘遂——峻下逐水，泻热散结

臣　大黄——荡涤邪热

　　芒硝——泻热软坚

【重点】

本方泻下力强，有伤耗正气之弊，如平素体弱或病后不任攻伐者，忌用本方。即使体质壮实，亦应掌握分寸，做到中病即止，勿使过剂，免伤正气。

第二节　温下剂

温脾汤***

《备急千金要方》

温脾参附与干姜，甘草当归硝大黄，
寒热并行治寒积，脐腹绞结痛非常。

【组成】当归　干姜各三两（各9g）　附子　人参　芒硝各二两（各6g）　大黄五两（15g）　甘草二两（6g）

【功用】攻下冷积，温补脾阳。

【主治】脾阳不足，冷积内停之证。

（1）病机：阳虚生寒，冷积内停，传导失司。

（2）辨证要点：便秘腹痛（脐周或脐下），喜温不喜按，手足不温，苔白不渴，脉沉迟。

【方解】

君　附子——温阳散寒

大黄——攻下冷积
臣　干姜——助附子温阳祛寒
芒硝——软坚泻下
佐　人参——益气，合姜附温补脾阳
当归——润肠通便，使泻下不伤正
佐使　甘草——调和药性，且助和中

【重点】

1. 配伍特点：本方由温热的温阳补脾药和寒凉的泻下攻积药组成，温通、泻下与补益三法兼备，其中温热药总量大于寒凉药，制约了其寒凉之性但又不其失攻下之用，寓温补于攻下之中，具有温阳以祛寒，攻下不助寒之特点，是为温下剂常用之配伍形式。

2. 当归的配伍意义：首先是为润肠通便，帮助硝黄攻积导滞；其次以其辛温之性温助脾阳；另外尚有补血扶正之意，以防温燥、泻下之品伤正。

第三节　润下剂

麻子仁丸***

《伤寒论》

麻子仁丸治脾约，麻蜜杏芍小承气，
润肠泻热又行气，胃热肠燥便秘施。

【组成】麻子仁二升（20g）　芍药半斤（9g）　枳实炙，半斤（9g）　大黄去皮，一斤（12g）　厚朴炙，去皮，一尺（9g）　杏仁去皮尖，熬，别作脂，一升（10g）

【功用】润肠泄热，行气通便。

【主治】脾约证。

（1）病机：肠胃燥热，脾津不足。

（2）辨证要点：大便干结，小便频数，腹满微痛，苔干，脉细数。

【方解】

君　麻子仁——润肠通便

臣　大黄——泻热通便

　　杏仁——降气润肠

　　芍药——养阴和里

佐　枳实、厚朴——破结消滞

使　蜂蜜——调和药性，润燥滑肠

【重点】

1. 作用特点：本方根据“燥者润之，留者攻之”而立法，配伍上润下药与攻下药同用，全方下不伤正，润而不腻，攻润相合，重在滋润，兼有攻下。

2. 脾约证的含义：指胃中燥热，脾津液不足，脾的功能受到约束，津液不能四布径至膀胱，导致肠道津亏失于濡润，而见大便秘结、小便数为特征的病证。

济川煎**

《景岳全书》

济川归膝肉苁蓉，泽泻升麻枳壳从，
肾虚津亏肠中燥，温润通便法堪宗。

【组成】当归三至五钱（9～15g）　牛膝二钱（6g）　肉苁蓉酒洗去咸，二至三钱（6～9g）　泽泻一钱半（4.5g）

升麻五分至七分或一钱（1.5～3g）　枳壳一钱（3g）

【功用】温肾益精，润肠通便。

【主治】肾阳虚弱，精津不足证。

（1）病机：肾阳不足，气化无力，津液不布。

（2）辨证要点：大便秘结，小便清长，腰膝酸软，舌淡苔白，脉沉迟。

【方解】

君　肉苁蓉——温肾益精，暖腰润肠

臣　当归——补血润燥，润肠通便

　　牛膝——补益肝肾

佐　枳壳——下气宽肠

　　泽泻——渗利小便而泄肾浊

　　升麻——升清降浊，相反相成

【重点】

本方既可温肾益精治其本，又能润肠通便以治标。全方补中寓泻，降中有升，温润通便而无过剂之虑。

第四节　逐水剂

十枣汤***

《伤寒论》

十枣逐水效堪夸，大戟甘遂与芫花，

悬饮内停胸胁痛，大腹肿满用无差。

【组成】芫花熬　甘遂　大戟各等分（大枣十枚煎汤送服）

【功用】攻逐水饮。

【主治】

1. 悬饮。

（1）病机：饮停胸胁，气机受阻，上下泛滥。

（2）辨证要点：胸胁胀满，掣痛不得息，心下痞硬，苔白滑，脉沉弦。

2. 水肿重证。

（1）病机：水饮内停，上下充斥，内外泛滥。

（2）辨证要点：全身悉肿，二便不畅，腹胀，喘满。

【方解】

君　甘遂——祛经隧水湿，兼利小便

　　大戟——泄脏腑水湿

　　芫花——祛胸胁伏饮痰癖

佐　大枣——缓和逐水药毒性

　　　　　　补脾养胃，以防三药伤胃气

　　　　　　益气补脾，以制水湿

【重点】

1. 用法

（1）大戟、芫花、甘遂三药等分，研成细末，大枣煎汤送服药末。

（2）用量每次 0.5 ～ 1g，一天一次，不效可适当增量。

（3）清晨空腹服药。

2. 使用注意

（1）剂量和服法：本方逐水力强，用时从小量开始。不宜作煎剂。

（2）孕妇忌用，体虚者慎用。

（3）泻后水饮尽去，宜调理脾胃。

第五节　攻补兼施剂

黄龙汤**

《伤寒六书》

黄龙汤枳朴硝黄，参归甘桔枣生姜，
阳明腑实气血弱，攻补兼施效力强。

【组成】大黄（9g）　芒硝（6g）　枳实（9g）　厚朴（9g）　甘草（3g）　人参（9g）　当归（6g）（原著本方无用量）（煎煮时加姜三片，枣二枚，桔梗少许）

【功用】攻下热结，益气养血。

【主治】阳明腑实，气血不足证。

（1）病机：燥屎内结，腑气不通，气血不足。

（2）辨证要点：大便秘结，或自利清水，脘腹胀满，身热口渴，神倦少气，舌苔焦黄或黑，脉虚。

【方解】

大黄、芒硝、枳实、厚朴——峻下热结，
荡涤实热积滞

人参、当归——益气养血

桔梗——宣肺通腑

生姜、大枣、甘草——补益脾胃，调和诸药

【重点】

本方攻下药与补益药配伍，既攻下热结，又补益气血，使祛邪不伤正，扶正不碍邪，攻补兼施，标本同治，为邪正共治之良方。

【小结】具体见表下 2–1。

表下 2–1　泻下方比较

<table>
<tr><th>方名</th><th>相同点</th><th>不同点</th></tr>
<tr><td>大承气汤</td><td rowspan="3">泻热通便，主治热结里实，大便秘结</td><td>纯泻热结，泻下力强。主治阳明腑实重证，痞满燥实俱全，以及热结旁流等属于热结里实者</td></tr>
<tr><td>大陷胸汤</td><td>泻热逐水，水热并治。主治水热互结心下之大结胸证，症见从心下至少腹硬满而不可近等</td></tr>
<tr><td>黄龙汤</td><td>攻下热结，同时兼有益气养血之功。主治阳明腑实而兼气血不足者。症见大便秘结，或自利清水，脘腹胀满，身热口渴，神倦少气，舌苔焦黄或黑，脉虚</td></tr>
<tr><td>温脾汤</td><td>攻下</td><td>泻下力强，且兼温助脾阳。主治脾阳不足，冷积内停之证。症见便秘腹痛，喜温不喜按，手足不温，苔白不渴，脉沉迟</td></tr>
<tr><td>麻子仁丸</td><td rowspan="2">润肠通便，主治肠燥便秘</td><td>泻下热结，凉润通便。主治肠胃燥热，津液受损之脾约证。症见大便秘结，小便频数</td></tr>
<tr><td>济川煎</td><td>温肾润肠，温润通便。主治肾气虚弱，肠失濡润之便秘，兼腰背酸冷，小便清长</td></tr>
<tr><td>十枣汤</td><td>泻下攻积</td><td>攻逐水饮。主治悬饮或水肿重证。症见胸胁胀满，掣痛不得息，心下痞，苔白滑，脉沉弦；或全身悉肿，二便不畅，腹胀，喘满</td></tr>
</table>

附：泻下剂复习思考题及答案（二维码 3）

第三章　和解剂

1. 定义： 凡以和解少阳、调和肝脾、调和寒热等作用为主，用于治疗伤寒邪在少阳、肝脾不和、寒热错杂的方剂，统称为和解剂。

2. 分类及代表方

（1）和解少阳剂，代表方为小柴胡汤。

（2）调和肝脾剂，代表方为逍遥散。

（3）调和寒热剂，代表方为半夏泻心汤。

3. 使用注意

（1）邪在表或邪已全部入里者不宜。

（2）纯虚证或纯实证不宜。

第一节　和解少阳剂

小柴胡汤***

《伤寒论》

小柴胡汤和解供，半夏人参甘草从，
更用黄芩加姜枣，少阳百病此为宗。

【组成】柴胡半斤（24g）　黄芩三两（9g）　人参三两（9g）　甘草炙，三两（9g）　半夏洗，半升（9g）　生姜切，三两（9g）　大枣擘，十二枚（4枚）

【功用】和解少阳。

【主治】

1. 伤寒少阳证。

（1）病机：邪犯少阳，犯及于胃。

（2）辨证要点：往来寒热，胸胁苦满，默默不欲饮食，心烦喜呕，口苦，咽干，目眩，苔白，脉弦。

2. 妇人中风，热入血室。

（1）病机：经期感邪，邪热内传，热与血结，血热瘀滞，疏泄失常。

（2）辨证要点：经水适断，寒热发作有时。

3. 疟疾、黄疸等病而见少阳证者。

【方解】

君　柴胡——透达少阳半表之邪

臣　黄芩——清泄少阳半里之热

佐　半夏、生姜——和胃降逆止呕

　　人参、大枣——益气健脾，扶正祛邪

佐使　炙甘草——扶正祛邪，调和诸药

【重点】

1. 主要配伍：柴胡配黄芩。

2. 配伍特点：透散清泄以和解，升清降浊兼扶正。

3. 使用注意：正气不足者服用本方，可见先寒战后发热而汗出之“战汗”，属正气来复，祛邪外出之征。

蒿芩清胆汤***

《通俗伤寒论》

俞氏蒿芩清胆汤，陈皮半夏竹茹襄，

赤苓枳壳兼碧玉，湿热轻宣此法良。

【组成】青蒿脑钱半至二钱（4.5～6g）　淡竹茹三钱（9g）　仙半夏钱半（4.5g）　赤茯苓三钱（9g）　青子芩钱半至三钱（4.5～9g）　生枳壳钱半（4.5g）　陈广皮钱半（4.5g）　碧玉散（滑石、甘草、青黛）包，三钱（9g）

【功用】清胆利湿，和胃化痰。

【主治】少阳湿热痰浊证。

（1）病机：湿遏热郁，阻于少阳胆与三焦，三焦气机不畅。

（2）辨证要点：寒热如疟，寒轻热重，胸胁胀痛，吐酸苦水，舌红苔腻，脉弦滑数。

【方解】

君　　青蒿——清透少阳邪热，化湿辟秽
　　　黄芩——清泄少阳胆热，燥湿
臣　　竹茹——清胆胃热，化痰止呕
　　　枳壳——下气宽中，除痰消痞
　　　半夏——燥湿化痰，和胃降逆
　　　陈皮——理气化痰，宽胸畅膈
佐使　赤茯苓、碧玉散——清热利湿，导湿热从小便而去

【重点】

1. 主要配伍：青蒿配黄芩。

2. 配伍特点：芳香清透以畅少阳之枢机，苦燥降利以化湿郁之痰浊。

第二节　调和肝脾剂

四逆散***

《伤寒论》

四逆散里用柴胡，芍药枳实甘草须，

此是阳郁成厥逆，疏肝理脾奏效奇。

【组成】甘草炙　枳实破，水渍，炙干　柴胡　芍药各十分（各 6g）

【功用】透邪解郁，疏肝理脾。

【主治】

1. 阳郁厥逆证。

（1）病机：邪热入里，阳气内郁，不达四末。

（2）辨证要点：手足不温，或腹痛，脉弦。

2. 肝脾不和证。

（1）病机：肝气郁结，脾土壅滞，运化失常。

（2）辨证要点：胁肋胀痛，脘腹疼痛，脉弦。

【方解】

君　柴胡——升发阳气，透邪疏肝

臣　芍药——养血柔肝，和里止痛

佐　枳实——理气解郁，泄热破结

使　炙甘草——和中缓急，调和诸药

【重点】

1. 主要配伍：柴胡配芍药。

2. 配伍特点：疏柔相合，以适肝性；升降同用，肝脾并调。

逍遥散***

《太平惠民和剂局方》

逍遥散用归芍柴，苓术甘草姜薄偕，

疏肝养血兼理脾，丹栀加入热能排。

【组成】甘草微炙赤，半两（4.5g）　当归去苗，锉，微炒　茯苓去皮，白者　芍药白者　白术　柴胡去苗，各一两（各9g）（烧生姜一块切破，薄荷少许同煎）

【功用】疏肝解郁，养血健脾。

【主治】肝郁血虚脾弱证。

（1）病机：肝郁血虚，脾弱不运。

（2）辨证要点：两胁作痛，神疲食少，月经不调，脉弦而虚。

【方解】

君　柴胡——疏肝解郁

臣　当归——养血和血

　　白芍——养血柔肝

佐　白术、茯苓——健脾益气

　　薄荷——条达肝气，透肝经郁热

　　烧生姜——温运脾阳，辛散达郁

使　炙甘草——调和诸药

【重点】

1. 配伍特点：疏柔合法，肝脾同调，气血兼顾。

2. 使用注意：柴胡、薄荷的用量宜轻。

痛泻要方**

《丹溪心法》

痛泻要方用陈皮，术芍防风共成剂，

肠鸣泄泻又腹痛，治在抑肝与扶脾。

【组成】炒白术三两（9g） 炒芍药二两（6g） 炒陈皮两半（4.5g） 防风一两（3g）

【功用】补脾柔肝，祛湿止泻。

【主治】脾虚肝郁之痛泻。

（1）病机：土虚木乘，肝脾不和，脾运失常。

（2）辨证要点：肠鸣腹痛，大便泄泻，泻必腹痛，泻后痛缓，左关脉弦而右关脉缓。

【方解】

君　白术——补脾燥湿

臣　芍药——柔肝缓急止痛

佐　陈皮——理气燥湿，醒脾和胃

佐使　防风——散肝舒脾，胜湿止泻

【重点】

1. 配伍特点：补脾柔肝，寓疏于补，扶土抑木。

2. 使用注意：炒白术用量最重，以扶脾止泻；防风散肝舒脾，胜湿止泻，而非表散之用。

第三节　调和寒热剂

半夏泻心汤***

《伤寒论》

半夏泻心黄连芩，干姜甘草与人参，
大枣和之治虚痞，法在降阳而和阴。

【组成】半夏洗，半升（12g）　黄芩　干姜　人参各三两（各9g）　黄连一两（3g）　大枣擘，十二枚（4枚）　甘草炙，三两（9g）

【功用】寒热平调，散结除痞。

【主治】寒热互结之痞证。

（1）病机：中阳亏损，寒热错杂，升降失常。

（2）辨证要点：心下痞满，呕吐泻利，苔腻微黄。

【方解】

君　　半夏——散结消痞，和胃降逆

臣　　干姜——温中散寒

　　　黄芩、黄连——苦寒泄热

佐　　人参、大枣——益气健脾

佐使　炙甘草——补脾和中，调和诸药

【重点】

1. 半夏量偏重，黄连量宜轻。

2. 配伍要点：寒热互用，苦辛并进，补泻兼施。

【小结】具体见表下3–1。

表下 3–1　和解方比较

<table>
<tr><th>方名</th><th>相同点</th><th>不同点</th></tr>
<tr><td>小柴胡汤</td><td rowspan="2">和解少阳，主治邪在少阳</td><td>兼益气扶正。主治少阳病兼里气不足</td></tr>
<tr><td>蒿芩清胆汤</td><td>兼清热利湿、理气化痰。主治少阳胆热偏重，兼有湿热痰浊</td></tr>
<tr><td>四逆散</td><td rowspan="3">调和肝脾，主治肝脾不和</td><td>畅达气机，且能透解郁热。主治热厥</td></tr>
<tr><td>逍遥散</td><td>疏肝健脾滋阴血。主治肝郁血虚脾弱证</td></tr>
<tr><td>痛泻要方</td><td>补脾祛湿止泻，兼柔肝止痛。主治脾虚肝旺之痛泻证</td></tr>
</table>

附：和解剂复习思考题及答案（二维码 4）

第四章　清热剂

1. 定义： 凡以清热、泻火、凉血、解毒等作用为主，用于治疗里热证的方剂，统称清热剂。属于八法中的“清法”。

2. 分类及代表方

（1）清气分热剂：代表方有白虎汤、竹叶石膏汤等。

（2）清营凉血剂：代表方有清营汤、犀角地黄汤等。

（3）清热解毒剂：代表方有黄连解毒汤、凉膈散、普济消毒饮等。

（4）气血两清剂：代表方如清瘟败毒饮。

（5）清脏腑热剂：代表方有导赤散、龙胆泻肝汤、泻白散、清胃散、玉女煎、芍药汤、白头翁汤等。

（6）清虚热剂：代表方如青蒿鳖甲汤。

3. 使用注意

（1）要辨别里热所在部位及热证之真假、虚实。凡屡用清热泻火之剂而热仍不退者，即如王冰所云“寒之不寒，是无水也”，当用甘寒滋阴壮水之法，使阴复则其热自退。

（2）若邪热在表，治当解表；里热已成腑实，则宜攻下；表邪未解，热已入里，又宜表里双解。

（3）对于热邪炽盛，服寒凉剂入口即吐者，可用“治热以寒，温而行之”之反佐法。

第一节　清气分热剂

白虎汤***

《伤寒论》

白虎膏知甘草粳，气分大热此方清，
热渴汗出脉洪大，加入人参气津生。

【组成】石膏碎，一斤（50g） 知母六两（18g） 甘草炙，二两（6g） 粳米六合（9g）

【功用】清热生津。

【主治】气分热盛证。

（1）病机：伤寒化热内传阳明之经，或温邪由卫及气。

（2）辨证要点：身大热，汗大出，口大渴，脉洪大。

【方解】

君　石膏——清阳明气分大热，清热而不伤阴

臣　知母——助石膏清肺胃之热，又滋阴润燥，以止渴除烦

佐　粳米、炙甘草——益胃生津，防止大寒伤中

使　炙甘草——调和诸药

【重点】

1. 石膏、知母相须为用，清热除烦生津之力尤强，为阳明气分大热之最佳配伍；石膏宜重用，原方用量一斤。

2. 配伍特点：本方重用辛寒清气，伍以苦寒质润，少佐甘温和中，则清不伤阴，寒不伤中。

3. 使用注意：表证未解之无汗发热，口不渴者，或脉

见浮细或沉者，或血虚发热，脉洪不胜重按者，或真寒假热之阴盛格阳证等均不可误用。

竹叶石膏汤**

《伤寒论》

竹叶石膏汤人参，麦冬半夏甘草临，

再加粳米同煎服，清热益气养阴津。

【组成】竹叶二把（6g）　石膏一斤（50g）　半夏洗，半升（9g）　麦门冬去心，一升（20g）　人参二两（6g）　甘草炙，二两（6g）　粳米半升（10g）

【功用】清热生津，益气和胃。

【主治】伤寒、温病、暑病余热未清，气津两伤证。

（1）病机：热病后期，余热未清，气阴两伤，胃气不和。

（2）辨证要点：身热多汗，气逆欲呕，烦渴喜饮，舌红少津，脉虚数。

【方解】

君　石膏——清热生津，除烦止渴

臣　人参、麦冬——补气养阴生津

　　君臣相合，清补并行

佐　半夏——降逆和胃，有助于输转津液，且使人参、麦冬补而不滞

　　竹叶——清热除烦

　　粳米、甘草——养胃和中

使　甘草——调和诸药

【重点】

1. 辛甘大寒之石膏配伍益气生津清热之人参、麦冬，清补并行。原方石膏一斤，麦冬一升。

2. 配伍特点：辛甘大寒与甘寒甘温合为清补之剂，清而不寒，补而不滞。

第二节　清营凉血剂

清营汤***

《温病条辨》

清营汤是鞠通方，热入心包营血伤，
角地银翘玄连竹，丹麦清热佐之良。

【组成】犀角三钱（水牛角代，30g）　生地黄五钱（15g）　元参三钱（9g）　竹叶心一钱（3g）　麦冬三钱（9g）　丹参二钱（6g）　黄连一钱五分（5g）　银花三钱（9g）　连翘连心用，二钱（6g）

【功用】清营解毒，透热养阴。

【主治】热入营分证。

（1）病机：邪热内传营分，耗伤营阴。

（2）辨证要点：身热夜甚，神烦少寐，斑疹隐隐，舌绛而干，脉数。

【方解】

君　犀角（水牛角代）——清营解毒

臣　生地黄——凉血滋阴

　　麦冬——清热养阴生津

玄参——滋阴降火解毒

佐　银花、连翘——清热解毒，“透热转气”

竹叶——清心除烦

黄连——清心解毒

丹参——清热凉血，活血散瘀，防热与血结

【重点】

1. 方中犀角，现多用水牛角代之（10倍于犀角），多开浓缩粉。

2. 配伍特点：辛苦甘寒以滋养清解，透热转气以入营清散。

3. 使用注意：应用本方尤当注重舌诊，以舌绛而干为要。原著云“舌白滑者，不可与也”，并在该条自注中又云“舌白滑，不惟热重，湿亦重矣，湿重忌柔润药”，以防滋腻而助湿留邪。

犀角地黄汤***

《外台秘要》

犀角地黄芍药丹，血热妄行吐衄斑，
蓄血发狂舌质绛，凉血散瘀病可痊。

【组成】芍药三分（9g）　地黄半斤（24g）　丹皮一两（12g）　犀角屑一两（水牛角代，30g）

【功用】清热解毒，凉血散瘀。

【主治】热入血分证。

（1）病机：热毒深入血分，扰动心神，动血耗血，蓄血留瘀。

（2）辨证要点：各种失血，斑色紫黑，神昏谵语，身热舌绛。

【方解】

君　犀角（水牛角代）——凉血清心解毒

臣　生地黄——清热凉血养阴

佐　芍药、丹皮——清热凉血，活血散瘀

【重点】

1. 重用生地，原方八两，现代参考剂量 24g。

2. 配伍特点：本方咸苦甘寒，直入血分，清中有养，无耗血之弊；凉血散血无留瘀之患。

第三节　清热解毒剂

黄连解毒汤 ***

《外台秘要》

黄连解毒汤四味，黄柏黄芩栀子备，

躁狂大热呕不眠，吐衄斑黄皆可为。

【组成】黄连三两（9g）　黄芩　黄柏各二两（各 6g）　栀子擘，十四枚（9g）

【功用】泻火解毒。

【主治】三焦火毒热盛证。

（1）病机：火毒炽盛，充斥三焦，波及上下内外。

（2）辨证要点：大热烦躁，口燥咽干，舌红苔黄，脉数有力。

【方解】

君　　黄连——清泻心火，兼泻中焦之火

臣　　黄芩——清上焦之火

　　　黄柏——泻下焦之火

佐使　栀子——清泻三焦之火，导热下行

【重点】

1. 本方为“苦寒直折”法之代表方，清热解毒之基础方。

2. 配伍特点：苦寒直折，泻火解毒，三焦并清。

3. 使用注意：本方为大苦大寒之剂，久服或过量服用易伤脾胃，故非火盛者不宜使用。

凉膈散**

《太平惠民和剂局方》

凉膈硝黄栀子翘，黄芩甘草薄荷饶，

竹叶蜜煎疗膈上，中焦燥实服之消。

【组成】川大黄　朴硝　甘草爁，各二十两（各 12g）山栀子仁　薄荷叶去梗　黄芩各十两（各 6g）　连翘二斤半（25g）

【功用】泻火通便，清上泄下。

【主治】上中二焦火热证。

（1）病机：本证由脏腑积热聚于胸膈所致。

（2）辨证要点：胸膈烦热，面赤唇焦，烦躁口渴，舌红苔黄，脉数。

【方解】

君　连翘——轻清透散，清热解毒，透散上焦之热

臣　黄芩——清胸膈郁热

　　山栀——通泻三焦，引火下行

大黄、芒硝——泻火通便，荡涤中焦燥热内结

佐　薄荷——清头目，利咽喉

竹叶——清上焦之热

使　甘草、白蜜——既能缓和硝、黄峻泻之力，

又能生津润燥、调和诸药

【重点】

1. 本方为治疗上、中二焦火热炽盛证之常用方，亦为“以泻代清”法之代表方。

2. 配伍特点：清上之中寓泻下之法，以泻代清。

3. 使用注意：本方虽有通腑之力，然其治重在胸膈之热，而不在大便之秘，即使无大便秘结，但胸膈灼热如焚者，亦可用之。

普济消毒饮（原名普济消毒饮子）***

《东垣试效方》

普济消毒芩连鼠，玄参甘桔蓝根侣，

升柴马勃连翘陈，僵蚕薄荷为末咀。

【组成】黄芩　黄连各半两（各15g）　人参三钱（9g）　橘红去白　玄参　生甘草各二钱（各6g）　连翘　鼠黏子　板蓝根　马勃各一钱（各3g）　白僵蚕炒，七分（2g）　升麻七分（2g）　柴胡二钱（6g）　桔梗二钱（6g）

【功用】清热解毒，疏风散邪。

【主治】大头瘟。

（1）病机：风热疫毒，壅于上焦，发于头面。

（2）辨证要点：头面红肿焮痛，恶寒发热，舌红苔白兼黄，脉浮数。

【方解】

君　黄连、黄芩——清热泻火解毒，祛上焦头面热毒

臣　升麻、柴胡——疏散风热，引药上达头面，
　　　　　　　　"火郁发之"

佐　牛蒡子、连翘、僵蚕——疏散头面风热

　　玄参、马勃、板蓝根——清热解毒利咽，
　　　　　　　　　　　　防苦燥伤阴

　　甘草、桔梗——清利咽喉，桔梗可载药上行以
　　　　　　　　　　助升、柴之力

　　陈皮——理气疏壅，以利散结消肿

　　人参——补气，扶正以祛邪

使　甘草——调和药性

【重点】

1. 方中重用黄连、黄芩，原方各半两，其余各药三钱至七分不等。

2. 配伍特点：内清外疏，以清为主，降火，散火，"火郁发之"。

3. 使用注意：本方药物多苦寒辛散，阴虚者慎用。

第四节　清脏腑热剂

导赤散***

《小儿药证直诀》

导赤生地与木通，草梢竹叶四般攻，
口糜淋痛小肠火，引热同归小便中。

【组成】生地黄　木通　生甘草梢各等分（各6g）

【功用】清心利水养阴。

【主治】

1. 心经火热证。

（1）病机：心火上炎，灼伤真阴。

（2）辨证要点：心胸烦热，口渴，口舌生疮。

2. 心热移于小肠。

（1）病机：心火下移小肠，泌别失职。

（2）辨证要点：小便赤涩，舌红脉数。

【方解】

君　生地——入心肾经，凉血滋阴以制心火
　　木通——入心与小肠经，上清心经之火，下导小肠之热，两药相配，滋阴制火不恋邪，利水通淋不伤阴

臣　竹叶——清心除烦，淡渗利窍，导心火下行

佐使　生甘草梢——清热解毒，直达茎中而止淋痛
　　调和诸药，防木通、生地之寒凉伤胃

【重点】

1. 本方为治疗心经火热证之常用方，又是体现清热利水养阴法之基础方，方中生地、木通共为君药。

2. 配伍特点：甘寒与苦寒相合，清心与养阴两顾，滋阴而不恋邪，利水而不伤阴。

3. 使用注意：方中木通苦寒，生地阴柔寒凉，故脾胃虚弱者慎用；并根据成人、小儿及火热虚实之异，增减生地、木通之用量。

龙胆泻肝汤***

《医方集解》

龙胆泻肝栀芩柴，生地车前泽泻偕，
木通甘草当归合，肝经湿热力能排。

【组成】龙胆草酒炒（6g）　黄芩炒（9g）　栀子酒炒（9g）　泽泻（12g）　木通（6g）　车前子（9g）　当归酒洗（3g）　生地黄酒炒（9g）　柴胡（6g）　甘草生用（6g）（原著本方无用量）

【功用】清泻肝胆实火，清利肝经湿热。

【主治】

1. 肝胆实火上炎证。

（1）病机：肝胆实火上炎。

（2）辨证要点：头痛目赤，胁痛，口苦，耳聋，耳肿，舌红苔黄，脉弦数有力。

2. 肝经湿热下注证。

（1）病机：肝经湿热下注。

（2）辨证要点：阴痒、阴肿或带下黄臭，口苦溺赤，舌红苔黄，脉弦数有力。

【方解】

君　龙胆草——泻肝胆实火，利肝胆湿热

臣　黄芩、栀子——苦寒泻火，燥湿清热

佐　泽泻、木通、车前子——渗湿泻热，导湿热下行

　　当归、生地——养血滋阴，使邪去而阴血不伤

　　柴胡——疏畅肝胆之气，引药归于肝胆之经，“火郁发之”

与当归、生地相伍，养肝体而调肝用，恰适肝体阴用阳之性

使　甘草——调和诸药，护胃安中

【重点】

1. 本方龙胆草恶臭味，大苦大寒，宜轻用。

2. 配伍特点：苦寒清利，泻中寓补，降中寓升，以适肝性。

3. 使用注意：本方药多苦寒，易伤脾胃，故不宜用于脾胃虚寒和阴虚阳亢之证。

泻白散***

《小儿药证直诀》

泻白桑皮地骨皮，甘草粳米四般宜，

参茯知芩皆可入，肺热喘嗽此方施。

【组成】地骨皮　桑白皮炒，各一两（各30g）　甘草炙，一钱（3g）（粳米一撮）

【功用】清泻肺热，止咳平喘。

【主治】肺热喘咳证。

（1）病机：肺有伏火郁热，阴液渐伤，气逆不降。

（2）辨证要点：咳喘气急，皮肤蒸热，舌红苔黄，脉细数。

【方解】

君　　桑白皮——专入肺经，泻肺平喘

臣　　地骨皮——助君药清降肺中伏火

佐使　炙甘草、粳米——养胃和中，培土生金，调和药性

【重点】

1. 主要配伍为桑白皮配地骨皮。

2. 配伍特点：甘寒清降，泻中寓补，培土生金。

3. 使用注意：本方药性平和，尤宜于正气未伤，伏火不甚者。

清胃散***

《脾胃论》

清胃散用升麻连，当归生地牡丹全，
或益石膏平胃热，口疮吐衄与牙宣。

【组成】生地黄　当归身各三分（各6g）牡丹皮半钱（6g）黄连六分，夏月倍之，大抵黄连临时增减无定（9g）升麻一钱（6g）

【功用】清胃凉血。

【主治】胃火牙痛。

（1）病机：胃有积热，循经上攻。

（2）辨证要点：牙痛牵引头痛，口气热臭，舌红苔黄，脉滑数。

【方解】

君　黄连——苦寒，直折胃腑之热

臣　升麻——清热解毒，以治胃火牙痛，轻清升散透发，“火郁发之”

佐　生地——凉血滋阴

　　当归——养血活血

　　丹皮——消肿止痛

使　升麻——引经药

【重点】

1. 本方主要配伍黄连配升麻，黄连得升麻，降中寓升，则泻火而无凉遏之弊；升麻得黄连，则散火而无升焰之虞。

2. 配伍特点：苦寒辛散并用，降中有升，火郁发之。

3. 使用注意：牙痛属风寒及肾虚火炎者不宜。

玉女煎**

《景岳全书》

玉女煎用熟地黄，膏知牛膝麦冬襄，
胃火阴虚相因病，牙痛齿枯宜煎尝。

【组成】石膏三至五钱（9～15g） 熟地三至五钱或一两（9～30g） 麦冬二钱（6g） 知母 牛膝各一钱半（各5g）

【功用】清胃热，滋肾阴。

【主治】胃热阴虚证。

（1）病机：阳明胃火有余，少阴肾水不足。

（2）辨证要点：牙痛齿松，烦热干渴，舌红苔黄而干。

【方解】

君 石膏——清阳明胃热而兼生津止渴（清阳明有余）

臣 熟地——滋肾水之不足

佐 知母——助石膏清胃热而止烦渴

助熟地黄滋少阴而壮肾水

麦门冬——清热养阴生津，金水相生

牛膝——引热血下行，且补肝肾

【重点】

1. 本方主要配伍为石膏配熟地，一治阳明之有余，一治少阴之不足。

2. 配伍特点：甘寒清润合法，胃肾同治，泻实补虚，引热下行。

3. 使用注意：大便溏泻者，不宜使用。

芍药汤***

《素问病机气宜保命集》

芍药汤中用大黄，芩连归桂槟草香，
清热燥湿调气血，里急腹痛自安康。

【组成】芍药一两（30g）　当归　黄连各半两（各15g）　槟榔　木香　甘草炙，各二钱（各6g）　大黄三钱（6g）　黄芩半两（9g）　官桂二钱半（5g）

【功用】清热燥湿，调气和血。

【主治】湿热痢疾。

（1）病机：湿热壅滞肠中，气血失调。

（2）辨证要点：痢下赤白，腹痛里急，苔腻微黄。

【方解】

君　黄芩、黄连——清热燥湿解毒，以除致病之因

臣　芍药——养血和营，缓急止痛

当归——养血活血，体现“行血则便脓自愈”之义兼顾湿热邪毒熏灼肠络，耗伤阴血

木香、槟榔——行气导滞，“调气则后重自除”

佐　大黄——泻热祛积，合芩、连导湿热积滞从大便而去，活血祛瘀，合归、芍则活血行气之力彰

肉桂——助归、芍行血和营，制芩、连苦寒之性

佐使　炙甘草——和中调药，与芍药相配，缓急止痛

【重点】

1. 配伍特点：清热燥湿与和营缓急并举，寓调和气血、“通因通用”之法；寒温并用，相反相成。

2. 使用注意：寒湿痢、虚寒痢、痢疾初起有表证者及阴虚内热者忌用。

白头翁汤***

《伤寒论》

白头翁汤治热痢，黄连黄柏与秦皮，
味苦性寒能凉血，解毒坚阴功效齐。

【组成】白头翁二两（15g）　黄柏三两（9g）　黄连三两（9g）　秦皮三两（9g）

【功用】清热解毒，凉血止痢。

【主治】热毒痢疾。

（1）病机：热毒深陷血分，下迫大肠。

（2）辨证要点：下痢赤多白少，腹痛，里急后重，舌红苔黄，脉弦数。

【方解】

君　　白头翁——清热解毒，凉血止痢

臣　　黄连——泻火解毒，燥湿厚肠

　　　黄柏——清下焦湿热，与黄连助君药清热解毒，燥湿止痢

佐使　秦皮——清热解毒，兼以收涩止痢

【重点】

配伍特点：苦寒之中寓凉血之功，清燥之内存收涩

之义。

第五节　清虚热剂

青蒿鳖甲汤***

《温病条辨》

青蒿鳖甲知地丹，热伏阴分仔细看，
夜热早凉无汗出，养阴透热服之安。

【组成】青蒿二钱（6g）　鳖甲五钱（15g）　细生地四钱（12g）　知母二钱（6g）　丹皮三钱（9g）

【功用】养阴透热。

【主治】温病后期，邪伏阴分证。

（1）病机：温病后期，阴液已伤，余邪深伏阴分。

（2）辨证要点：夜热早凉，热退无汗，舌红少苔，脉细数。

【方解】

君　鳖甲——直入阴分，滋阴退热，入络搜邪
　　青蒿——清热透络，引邪外出

臣　生地——滋阴凉血
　　知母——滋阴降火
　　二者共助鳖甲以养阴退虚热

佐　丹皮——泄血中伏火，以助青蒿清透阴分伏热

【重点】

1. 本方主要配伍为鳖甲配青蒿，二者配伍“先入后出”之妙，“青蒿不能直入阴分，有鳖甲领之入也；鳖甲不能独

出阳分，有青蒿领之出也”。

2. 配伍特点：滋清相伍，邪正兼顾，养阴而不恋邪，清热而不伤阴。

3. 使用注意：青蒿不耐高温，宜用沸水泡服。

【小结】具体见表下 4–1。

表下 4–1　清热方比较

方名	相同点	不同点
白虎汤	均能清热生津，治疗气分热证	功专力猛，重在清热保津。主治阳明经热盛或气分实热证
竹叶石膏汤		清热之力稍逊，并能益气养阴，和胃止呕。主治热病后期，气津已伤，余热未清者
清营汤	均以犀角、生地为主，以治热入营血证	在清热凉血中伍以银花、连翘等轻清宣透之品，寓有“透热转气”之意。适用于邪初入营尚未动血之证
犀角地黄汤		配伍芍药、丹皮泄热散瘀，寓有“凉血散血”之意。用治热入血分，而见耗血、动血之证
黄连解毒汤	均具有清热解毒之功	苦寒直折。主治三焦火毒炽盛证
凉膈散		以泻代清。主治上中二焦火热证
普济消毒饮		以清热解毒，疏风散邪为法，并佐以升阳散火，发散郁热。主治肿毒发于头面的大头瘟证

续表

方名	相同点	不同点
导赤散	均可清泻脏腑之热	上清心火，下利小肠。主治心经火热证或心热移于小肠
龙胆泻肝汤		上清肝胆实火，下利肝经湿热。主治肝胆实火上炎或肝经湿热下注证
左金丸		清泻肝火，降逆止呕，肝胃同治。主治肝火犯胃证
泻白散		清泄肺热。主治肺热喘咳证
清胃散		清胃凉血。主治胃有积热，循经上攻所致之胃火牙痛
玉女煎		清胃热，滋肾阴。主治阳明胃火有余，少阴肾水不足之胃热阴虚证
芍药汤		清热燥湿，调和气血。主治湿热痢疾
白头翁汤		清热解毒，凉血止痢。主治热毒深陷血分之毒血痢
青蒿鳖甲汤	均可清虚热	滋清相伍，邪正兼顾，养阴透热。主治温病后期，阴液已伤，邪伏阴分之虚实夹杂证
清骨散		清虚热，退骨蒸。主治肝肾阴虚，虚火内扰证
当归六黄汤		滋阴泻火，固表止汗。主治阴虚火旺盗汗证

附：清热剂复习思考题及答案（二维码5）

第五章　祛暑剂

1. 定义：凡以祛暑药为主组成，具有祛除暑邪的作用，用以治疗暑病的方剂，统称祛暑剂。

2. 分类及代表方

（1）祛暑解表剂：代表方香薷散。

（2）祛暑利湿剂：代表方六一散。

（3）清暑益气剂：代表方清暑益气汤。

3. 使用注意：

（1）应注意辨别暑病的本证、兼证及主次轻重。

（2）注意暑湿主次轻重，合理配伍使用相应药物。

第一节　祛暑解表剂

香薷散**

《太平惠民和剂局方》

三物香薷豆朴先，散寒化湿功效兼，

若益银翘豆易花，新加香薷祛暑煎。

【组成】香薷去土，一斤（10g）　白扁豆微炒　厚朴去粗皮，姜汁炙熟，各半斤（各5g）（水加酒少许同煎）

【功用】祛暑解表，化湿和中。

【主治】阴暑。

（1）病机：寒束肌表，暑湿伤中。

（2）辨证要点：恶寒发热，头重身痛，无汗，腹痛吐泻，胸脘痞闷，舌苔白腻，脉浮。

【方解】

君　香薷——祛暑解表，散寒化湿

臣　厚朴——行气除满，燥湿运脾

佐　白扁豆——健脾和中，渗湿消暑

　　酒——温经脉，通阳气

【重点】

1. 配伍要点：表里同治，行补兼施，以祛暑解表化湿为主。解表与化湿并用，健脾与行气同用。

2. 使用注意：表虚有汗或中暑发热汗出，心烦口渴者，不宜使用本方。

第二节　祛暑利湿剂

六一散（原名益元散）**

《黄帝素问宣明论方》

六一滑石同甘草，解肌行水兼清燥，
统治表里及三焦，热渴暑烦泻痢保，
益元碧玉与鸡苏，砂黛薄荷加之好。

【组成】滑石六两（18g）　甘草一两（3g）

【功用】清暑利湿。

【主治】暑湿证。

（1）病机：感冒夹湿，暑湿下注。

（2）辨证要点：身热烦渴，小便不利。

【方解】

君　滑石——清热解暑，通利小便

臣　生甘草——清热和中

【重点】

1. 滑石、甘草用量比例是 6 : 1，旨在清利，唯虑滑石之沉寒，故少佐甘草以防伤正。

2. 配伍要点：甘淡渗利以解暑，清热而不留湿，利水不伤正。

3. 使用注意：阴虚，内无湿热，或小便清长者忌用本方。

第三节　祛暑益气剂

清暑益气汤**

《温热经纬》

王氏清暑益气汤，西瓜翠衣荷梗裹，
知麦石斛西洋参，黄连竹叶草粳方。

【组成】西洋参（5g）石斛（15g）麦冬（9g）黄连（3g）竹叶（6g）荷梗（15g）知母（6g）甘草（3g）粳米（15g）西瓜翠衣（30g）（原著本方无用量）

【功用】清暑益气，养阴生津。

【主治】暑热气津两伤证。

（1）病机：感受暑热，气耗津伤。

（2）辨证要点：身热多汗，口渴心烦，小便短赤，体倦少气，脉虚数。

【方解】

君　西瓜翠衣——清热解暑，生津止渴

　　西洋参——益气养阴，清热生津

臣　荷梗——清热解暑，以助西瓜衣清解暑热

　　石斛、麦冬——养阴清热，助西洋参养阴生津

佐　黄连、知母、竹叶——清热泻火除烦

使　甘草、粳米——益胃和中，调和诸药

【重点】

1. 配伍要点：甘寒苦寒合法，清补并举，气津兼顾。

2. 使用注意：本方因有滋腻之品，暑病夹湿者不宜使用。

【小结】具体见表下 5-1。

表下 5-1　祛暑方比较

方名	相同点	不同点
香薷散	祛暑解表	长于化湿和中。主治夏月伤于风寒表证
六一散	祛暑清热	长于清热利湿。主治暑邪夹湿热证
清暑益气汤		长于益气生津。主治暑热气津两伤里证

附：祛暑剂复习思考题及答案（二维码 6）

第六章　温里剂

1. 定义： 凡以温热药为主组成，具有温中祛寒、回阳救逆、散寒通脉作用，用以治疗里寒证的方剂，统称温里剂。

2. 分类及代表方

（1）温中祛寒剂：代表方如理中丸。

（2）回阳救逆剂：代表方如四逆汤。

（3）温经散寒剂：代表方如当归四逆汤。

3. 使用注意

（1）辨清寒热真假，热证、阴虚证、真热假寒证禁用。

（2）用量宜因人、因时、因地而异。

（3）药入格拒者，可反佐少量寒凉药物。

第一节　温中祛寒剂

理中丸***

《伤寒论》

理中丸主理中乡，甘草人参术干姜，

呕利腹痛阴寒盛，或加附子总扶阳。

【组成】人参　干姜　甘草炙　白术各三两（各9g）

【功用】温中祛寒，补气健脾。

【主治】

1. 脾胃虚寒证。

（1）病机：脾胃虚寒，运化升降失司。

（2）辨证要点：腹痛喜温按，呕吐便溏，脘痞食少，畏寒肢冷，舌淡苔白，脉沉细。

2. 阳虚失血证。

（1）病机：脾阳亏虚，统摄无权。

（2）辨证要点：便血、吐血、衄血或崩漏等，血色暗淡，质地清稀，气短神疲，脉沉细或虚大无力。

3. 中阳不足，阴寒上乘之胸痹；脾气虚寒，不能摄津之病后多涎唾；中阳虚损，土不荣木之小儿慢惊等。

【方解】

君　干姜——温中祛寒

臣　人参——补气健脾

佐　白术——健脾燥湿

使　炙甘草——补中气，调和诸药

【重点】

1. 药量特点：四味药量相等，各为三两。

2. 用法特点：既做丸剂服，亦常用作汤剂。

3. 配伍要点：温补并用，以温为主。

4. 使用注意：丸剂服时，以沸汤和一丸，日三服，夜二服，腹中未热，益增至三四丸；煮汤服后，饮热粥以助药力，盖好被子以防再受寒凉。

小建中汤***

《伤寒论》

小建中汤芍药多，桂枝甘草姜枣和，
更加饴糖补中脏，虚劳腹痛服之瘥。

【组成】桂枝去皮，三两（9g） 甘草炙，二两（6g） 大枣擘，十二枚（4枚） 芍药六两（18g） 生姜三两（9g） 胶饴一升（30g）

【功用】温中补虚，和里缓急。

【主治】中焦虚寒，肝脾失调，阴阳不和证。

（1）病机：中焦虚寒，土虚木乘，阴阳失调。

（2）辨证要点：腹中拘急疼痛，喜温按，舌淡苔白，脉细弦。

【方解】

君　饴糖——温中补虚，缓急止痛

臣　桂枝——温中散寒

　　芍药——养血柔肝，缓急止痛

佐　生姜、大枣——补脾温胃，调和营卫

佐使　炙甘草——益气和中，调和诸药

【重点】

1. 药量特点：本方由桂枝汤倍芍药加饴糖而成。饴糖重用，为方中君药。

2. 配伍要点：重在甘温，兼用阴柔，温中补虚，柔肝理脾；辛甘与酸甘并用，滋阴和阳，营卫并调。

3. 使用注意：呕吐或中满者不宜使用；阴虚火旺之胃脘疼痛忌用。

吴茱萸汤**

《伤寒论》

吴茱萸汤人参枣，重用生姜温胃好，
阳明寒呕少阴利，厥阴头痛皆能保。

【组成】吴茱萸洗，一升（9g）　人参三两（9g）　生姜切，六两（18g）　大枣擘，十二枚（4枚）

【功用】温中补虚，降逆止呕。

【主治】

1. 胃寒呕吐证。

（1）病机：虚寒犯胃，胃失和降。

（2）辨证要点：食谷欲呕，或兼胃脘疼痛，吞酸嘈杂，舌淡，脉沉弦而迟。

2. 肝寒上逆证。

（1）病机：虚寒之邪上逆犯胃，上扰清阳。

（2）辨证要点：干呕吐涎沫，头痛，巅顶痛甚，舌淡，脉沉弦。

3. 肾寒上逆证。

（1）病机：虚寒之邪上逆犯胃，阳失温煦，阴寒内盛。

（2）辨证要点：呕吐下利，手足厥冷，烦躁欲死，舌淡，脉沉细。

【方解】

君　　吴茱萸——温胃散寒，温暖肝肾，降逆止呕

臣　　生姜——温胃散寒，降逆止呕

佐　　人参——补益中焦

佐使　大枣——益气补脾，调和诸药

【重点】

1. 配伍要点：肝肾胃三经同治，温降补三法并施，以温降为主。

2. 使用注意：胃热呕吐，阴虚呕吐，或肝阳上亢之头痛均禁用。

大建中汤**

《金匮要略》

大建中汤建中阳，蜀椒干姜参饴糖，
阴盛阳虚腹冷痛，温补中焦止痛强。

【组成】蜀椒炒去汗，二合（6g） 干姜四两（12g） 人参二两（6g） 胶饴一升（30g）

【功用】温中补虚，缓急止痛。

【主治】中阳虚衰，阴寒内盛之脘腹疼痛。

（1）病机：中阳虚衰，阴寒内盛。

（2）辨证要点：腹痛连及胸脘，痛势剧烈，手足厥冷，舌质淡，苔白滑，脉沉紧。

【方解】

君　蜀椒——温脾胃，助命火，散寒止痛

臣　干姜——温脾暖胃

　　饴糖——温中补虚，缓急止痛

佐　人参——补脾益气，补虚助阳

【重点】

1. 配伍要点：纯用辛甘，温补兼施，以温为主。

2. 使用注意：分温再服，如一炊顷，可饮粥二升，后更服，当一日食糜，温覆之。

第二节　回阳救逆剂

四逆汤***

《伤寒论》

四逆汤中附草姜，阳衰寒厥急煎尝，

腹痛吐泻脉沉细，急投此方可回阳。

【组成】甘草炙，二两（6g）　干姜一两半（6g）　附子生用，去皮，破八片，一枚（15g）

【功用】回阳救逆。

【主治】少阴病，心肾阳衰寒厥证。

（1）病机：心肾阳衰，阴寒内盛。

（2）辨证要点：四肢厥逆，神衰欲寐，面色苍白，脉微细。

【方解】

君　　附子——温脾肾，散阴寒，回阳气

臣　　干姜——温中散寒，助阳通脉

佐使　炙甘草——益气补中，监制姜附，调和药性

【重点】

1. 药量特点：常人附子一枚，干姜一两半；强人可大附子一枚，干姜三两。

2. 用法特点：附子先煎一小时，再与余药同煎。

3. 使用注意

（1）使用反佐法：热药冷服，或加猪胆汁。

（2）孕妇禁用。

（3）真热假寒者忌用。

第三节 温经散寒剂

当归四逆汤***

《伤寒论》

当归四逆芍桂枝，细辛甘草通草施，

血虚寒厥四末冷，温经通脉最相宜。

【组成】当归三两（9g） 桂枝三两（9g） 芍药三两（9g） 细辛三两（3g） 甘草炙，二两（6g） 通草二两（6g） 大枣擘，二十五枚（8枚）

【功用】温经散寒，养血通脉。

【主治】血虚寒厥证。

（1）病机：肝血不足，寒凝经脉。

（2）辨证要点：手足厥寒，舌淡苔白，脉细欲绝。

【方解】

君 当归——养血和血

桂枝——温经散寒，通脉

臣 细辛——温经散寒，助桂枝温通血脉

白芍——养血和营，助当归补益营血

佐 通草——通利血脉

大枣——益气健脾，养血补虚

使 炙甘草——调和诸药

【重点】

1. 药量特点：本方为桂枝汤去生姜，倍大枣加当归、细辛、通草而成。

2. 配伍特点：温而不燥，补而不滞。

黄芪桂枝五物汤**

《金匮要略》

黄芪桂枝五物汤，芍药大枣与生姜，
益气温经和营卫，血痹风痹功效良。

【组成】黄芪三两（9g）　芍药三两（9g）　桂枝三两（9g）　生姜六两（18g）　大枣十二枚（4枚）

【功用】益气温经，和血通痹。

【主治】血痹。

（1）病机：营卫气血不足，风寒之邪乘虚客于血脉。

（2）辨证要点：肌肤麻木，或身体不仁，微恶风寒，舌淡，脉微涩而紧。

【方解】

君　　黄芪——甘温益气
臣　　桂枝——散风寒而温经通痹
　　　芍药——养血和营，濡养肌肤以通血痹
佐使　生姜——疏散风邪
　　　大枣——益气养血

【重点】

1. 配伍特点：辛温甘酸合法，益气而和营卫，固表而不留邪。

2. 制方特点：由桂枝汤去甘草，倍生姜，加黄芪而成。

暖肝煎**

《景岳全书》

暖肝煎中杞茯归，茴沉乌药姜肉桂，

下焦虚寒疝气痛，温补肝肾此方推。

【组成】当归二三钱（6～9g） 枸杞子三钱（9g） 茯苓二钱（6g） 小茴香二钱（6g） 肉桂一二钱（3～6g） 乌药二钱（6g） 沉香或木香亦可，一钱（3g）（加生姜三五片同煎）

【功用】温补肝肾，行气止痛。

【主治】肝肾不足，寒滞肝脉证。

（1）病机：肝肾虚寒，气机郁滞。

（2）辨证要点：睾丸疝气或少腹疼痛，畏寒喜暖，舌淡苔白，脉沉迟。

【方解】

君　肉桂——温肾暖肝，祛寒止痛

　　小茴香——暖肝散寒，理气止痛

臣　当归、枸杞子——养血补肝益肾

　　乌药、沉　香——散寒行气止痛

佐　茯苓——渗湿健脾

　　生姜——散寒和胃，扶脾暖胃

【重点】

配伍特点：辛散甘温合法，纳行散于温补，肝肾兼顾。

【小结】具体见表下 6–1。

表下 6-1　温里方比较

方名	相同点	不同点
理中丸	均有温中补虚之功，用治中焦虚寒证	重在温养脾阳，长于止泻。是治疗中焦虚寒证的代表方剂
小建中汤		重在温补缓急，尤善止痛。是治疗中焦脾阳不振，气血不足，虚劳杂病之代表方剂
吴茱萸汤		重在散寒降逆，善于止呕。是治疗阳明、厥阴、少阴三焦虚寒之代表方剂
大建中汤		重在散寒降逆。主治中阳衰弱，阴寒内盛之脘腹疼痛
四逆汤	均能回阳救逆，主治阳衰阴盛证	药简效专，为治疗少阴心肾阳衰寒厥证之基础方
回阳救急汤		温补并行，散中有收。为治疗寒邪直中三阴，真阳衰微证之常用方
当归四逆汤	均能温经散寒，主治寒凝经脉证	温阳与散寒并用，养血与通脉兼施。主治血虚受寒，寒凝经脉的手足逆冷及疼痛证
黄芪桂枝五物汤		益气温经，和血通痹。主治肌肤麻木不仁之血痹
暖肝煎		温补肝肾与行气散寒并行。主治肝肾不足，寒凝肝脉证

附：温里剂复习思考题及答案（二维码 7）

第七章　表里双解剂

1. 定义： 凡以解表药配伍清热药，或温里药，或泻下药等为主组成，具有表里同治、内外分解等作用，用以治疗表里同病的方剂，统称表里双解剂。

2. 分类及代表方

（1）解表清里剂：代表方如葛根黄芩黄连汤。

（2）解表攻里剂：代表方如大柴胡汤。

3. 使用注意

（1）表里双解剂适用于邪气在表，而里证又急之证。

（2）要辨别表证与里证的寒、热、虚、实属性。

（3）使用表里双解剂时，要分清表证与里证的轻重主次，权衡表药与里药的比例，以免造成太过或不及之弊。

第一节　解表清里剂

葛根黄芩黄连汤***

《伤寒论》

葛根芩连甘草伍，用时先将葛根煮，

内清肠胃外解表，协热下利喘汗除。

【组成】葛根半斤（15g）　甘草炙，二两（6g）　黄芩三两（9g）　黄连三两（9g）

【功用】解表清里。

【主治】表证未解，邪热入里证。

（1）病机：太阳表证未解，阳明里热已炽，肠失传导，迫肺蒸表。

（2）辨证要点：身热下利，苔黄，脉数。

【方解】

君　　葛根——解表退热，升阳止利

臣　　黄连、黄芩——清热厚肠止利

佐使　甘草——甘缓和中，调和诸药

【重点】

1. 重用葛根的意义： 葛根甘辛而凉，入脾胃经，阳明外主肌肉，内主胃腑，在外可解肌发表以散热，在里可清阳明之热，又可升发脾的清阳之气以止泄痢，故重用之。

2. 配伍特点： 本方配伍特点有二：一为外疏内清，表里兼治，而以清里热为主；二为辛凉升散与苦寒清降并施，寓“清热升阳止利”之法。

3. 使用注意

（1）原方先煎葛根，后纳诸药，可使“解肌之力优而清中之气锐”（《伤寒来苏集》）。

（2）虚寒下利者忌用。

第二节　解表攻里剂

大柴胡汤***

《伤寒论》

大柴胡汤用大黄，枳芩夏芍枣生姜，

少阳阳明同合病，和解攻里效无双。

【组成】柴胡半斤（24g）　黄芩三两（9g）　芍药三两（9g）　半夏洗，半升（9g）　枳实炙，四枚（9g）　大黄二两（6g）　大枣十二枚（4枚）　生姜五两（15g）

【功用】和解少阳，内泻热结。

【主治】少阳阳明合病。

（1）病机：少阳病未解，兼阳明热结。

（2）辨证要点：往来寒热，胸胁苦满，心下满痛，呕吐，便秘，舌苔黄，脉弦数有力。

【方解】

君　柴胡——疏解少阳之邪

臣　黄芩——清泄少阳郁热

大黄、枳实——泻热通腑，行气破结，内泻阳明热结

佐　芍药——缓急止痛

半夏——和胃降逆，辛开散结

生姜——止呕，又可解半夏之毒

使　大枣——和中益气，并调和诸药

炙甘草——调和诸药

【重点】

1. 主要配伍：本方由小柴胡汤去人参、甘草，加大黄、白芍、枳实而成。

2. 配伍特点：本方为和下两法合方，但以和解少阳为主，辅以内泻阳明，佐以缓急降逆。

防风通圣散**

《黄帝素问宣明论方》

防风通圣大黄硝，荆芥麻黄栀芍翘，
甘桔芎归膏滑石，薄荷芩术力偏饶，
表里交攻阳热盛，外科疡毒总能消。

【组成】防风　川芎　当归　芍药　大黄　薄荷叶　麻黄　连翘　芒硝各半两（各 6g）　石膏　黄芩　桔梗各一两（各 12g）　滑石三两（20g）　甘草二两（10g）　荆芥　白术　栀子各一分（各 3g）（生姜三片）

【功用】疏风解表，泻热通便。

【主治】风热壅盛，表里俱实证。

（1）病机：外感风邪，内有蕴热，表里俱实。

（2）辨证要点：憎寒壮热，口苦咽干，二便秘涩，苔黄，脉数。

【方解】

麻黄、防风、荆芥、薄荷——发汗散邪，疏风解表

黄芩、石膏——清泻肺热

连翘、桔梗——清宣上焦，解毒利咽

栀子、滑石——清热利湿

芒硝、大黄——泻热通腑

当归、芍药、川芎——养血和血

白术、甘草——健脾和中

生姜——和胃助运

【重点】

1. 配伍特点：汗下清利合法，分清表里邪热，养血益气扶正。

2. 使用注意：年老体虚之人及孕妇慎用。

【小结】具体见表下 7–1。

表下 7–1　表里双解方比较

方名	相同点	不同点
葛根芩连汤	表里双解	主以清里，兼以疏表。主治协热下利
大柴胡汤		解表攻里之剂。用于少阳阳明合病
防风通圣散		主治风热壅盛、表里俱实证，集汗、下、清、利于一方

附：表里双解剂复习思考题及答案（二维码 8）

第八章　补益剂

1. 定义：凡以补益药为主组成，具有补养人体气、血、阴、阳等作用，治疗各种虚损病证的方剂，统称补益剂。

2. 分类及代表方：

（1）补气剂：代表方如四君子汤、参苓白术散、补中益气汤、玉屏风散、生脉散。

（2）补血剂：代表方如四物汤、归脾汤。

（3）气血双补剂：代表方如八珍汤、炙甘草汤。

（4）补阴剂：代表方如六味地黄丸、一贯煎。

（5）补阳剂：代表方如肾气丸。

（6）阴阳并补剂：代表方如地黄饮子。

3. 使用注意：

（1）使用原则：正虚无邪，否则闭门留寇。

（2）不可滥用。

（3）分清虚证的性质（气血阴阳和病位）。

（4）顾及气血、阴阳及脏腑相互滋生的关系。

（5）辨清虚证的真假。

（6）注意脾胃功能（配伍行气理脾开胃之品，虚不受补者，宜先调理脾胃）。

（7）煎药法：宜文火久煎，定时定量服，饭前空腹服为佳。

第一节　补气剂

四君子汤***

《太平惠民和剂局方》

四君子汤中和义，参术茯苓甘草比，
益以夏陈名六君，祛痰补益气虚饵，
除却半夏名异功，或加香砂气滞使。

【组成】人参去芦　白术　茯苓去皮　甘草炙，各等分

【功用】益气健脾。

【主治】脾胃气虚证。

（1）病机：中气亏虚，运化升降失常。

（2）辨证要点：面白乏力，食少便溏，舌淡苔白，脉虚无力。

【方解】

君　人参——大补元气

臣　白术——健脾燥湿

佐　茯苓——健脾渗湿

使　炙甘草——益气调和

【重点】

1. 本方与理中丸之异同（表下 8-1）。

表下 8–1　理中丸与四君子汤之异同

项目	异同	理中丸	四君子汤
组成	参、术、草	干姜	茯苓
功用	补气健脾	重在温中祛寒	功专补气健脾
主治	脾胃虚弱	脾胃虚寒证	脾胃气虚证

2. 配伍要点：重在补益脾胃之虚，兼以苦燥淡渗以祛湿浊，颇合脾欲缓、喜燥恶湿之性。专补中气，补中有泻，补而不滞，平补不峻。

参苓白术散***

《太平惠民和剂局方》

参苓白术扁豆陈，山药甘莲砂薏仁，
桔梗上浮兼保肺，枣汤调服益脾神。

【组成】莲子肉去皮，一斤（9g）　薏苡仁一斤（9g）　缩砂仁一斤（6g）　桔梗炒令深黄色，一斤（6g）　白扁豆姜汁浸，去皮，微炒，一斤半（12g）　白茯苓二斤（15g）　人参去芦，二斤（15g）　甘草炒，二斤（10g）　白术二斤（15g）　山药二斤（15g）（散剂以枣汤送服，亦可作汤剂，加大枣 3 枚）

【功用】益气健脾，渗湿止泻。

【主治】脾虚夹湿证。

（1）病机：脾胃虚弱，运化失司，湿浊内停。

（2）辨证要点：气短乏力，肠鸣泄泻，舌淡苔腻，脉虚缓。

【方解】

君　白茯苓、人参、白术——益气健脾渗湿

臣　山药、莲子肉——健脾益气，兼能止泻

　　薏苡仁、白扁豆——健脾渗湿

佐　缩砂仁——醒脾和胃，行气化滞

　　大枣——健脾益气

　　桔梗——宣肺利气，通调水道，载药上行

　　　　　培土生金

使　甘草——健脾和中，调和诸药

【重点】

1. 用法特点：研成粉末，枣汤调服。

2. 本方长于止泻。苓、参、术、草、山药、莲子肉补脾可以止泻；薏苡仁、白扁豆渗湿可以止泻；桔梗升提清阳可以止泻。

3. 配伍要点：本方补脾与利湿并用，而以补脾为主，祛湿止泻；补脾与补肺兼顾，仍以补脾为主，培土生金。

补中益气汤***

《内外伤辨惑论》

补中益气芪术陈，升柴参草当归身，

虚劳内伤功独擅，亦治阳虚外感因。

【组成】黄芪五分，病甚、劳役、热甚者一钱（18g）甘草炙，五分（9g） 人参去芦，三分（6g） 当归酒焙干或晒干，二分（3g） 橘皮不去白，二分或三分（6g） 升麻二分或三分（6g） 柴胡二分或三分（6g） 白术三分

（9g）

【功用】补中益气，升阳举陷。

【主治】

1. 脾胃气虚证。

（1）病机：饥饱劳役，损伤脾胃，中气虚馁。

（2）辨证要点：少气乏力，面色㿠白，舌淡，脉虚软无力。

2. 气虚下陷证。

（1）病机：中气虚馁，升降失常，清阳下陷。

（2）辨证要点：脱肛，子宫脱垂，久泻，久痢，崩漏，兼见气短乏力，舌淡，脉虚。

3. 气虚发热证。

（1）病机：清阳下陷，脾湿下流，郁遏阳气而发热。

（2）辨证要点：身热，自汗，渴喜热饮，气短乏力，舌淡，脉虚大无力。

【方解】

君　　黄芪——补中益气，升阳固表

臣　　炙甘草、人参、白术——补气健脾

佐　　当归——养血和血

　　　橘皮——理气和胃

佐使　升麻、柴胡——升阳举陷

【重点】

1. 重用黄芪，轻用升麻、柴胡。

2. 配伍要点：本方补气与升提并用，使气虚者补之、气陷者升之、气虚发热者甘温益气而除之，元气内充，清阳得升。

3. 使用注意：①坚持疗程：治疗胃肾下垂至少3～6个月，配合针灸（关元、足三里、内关）和理疗，注意营养。②阴虚发热禁用。

玉屏风散***

《究原方》，录自《医方类聚》

玉屏风散用防风，黄芪相畏效相成，
白术益气更实卫，表虚自汗服之应。

【组成】防风一两（15g） 黄芪蜜炙 白术各二两（各30g）（加大枣一枚同煎）

【功用】益气固表止汗。

【主治】表虚自汗。

（1）病机：卫气虚弱，不能固表。

（2）辨证要点：汗出恶风，面色㿠白，舌淡脉虚。

【方解】

君 黄芪——补气固表止汗

臣 白术——补气健脾

佐 防风——走表而祛风邪

【重点】

1. 炙黄芪、防风用量比例2∶1。

2. 配伍要点：以益气固表为主，佐入祛风散邪之品，补中兼疏，散中寓收，相反相成。

3. 使用注意：属外感自汗或阴虚盗汗者不宜使用。

生脉散***

《医学启源》

生脉麦冬五味参，保肺清心治暑淫，
气少汗多兼口渴，病危脉绝急煎斟。

【组成】麦冬（9g）　五味子（6g）　人参（9g）（原著本方无用量）

【功用】益气生津，敛阴止汗。

【主治】

1. 温热、暑热耗气伤阴证。

（1）病机：感受暑热之邪，或温热病后期，伤气耗津所致。

（2）辨证要点：气短，乏力，咽干，舌干红，脉虚数。

2. 久咳肺虚，气阴两虚证。

（1）病机：久咳肺虚，气阴两虚。

（2）辨证要点：干咳少痰，短气，口干舌燥，脉虚细。

【方解】

君　人参——甘温，益气生津以补肺

臣　麦冬——甘寒，养阴清热，润肺生津

佐　五味子——酸温，敛肺止汗，生津止渴

【重点】

1. 配伍要点

（1）三药相伍，一补一清一敛，以补气为主，气足则能生津敛汗。

（2）方中气阴同治，补敛合法，使元气充，阴津复，而脉来得生。

2. 方中人参、麦冬、五味子三药配伍后主入肺经，麦冬合五味子使用可引人参所补之气直入肺经，故本方被称为补肺要方。

3. 使用注意：兼有实邪者禁用。

第二节　补血剂

四物汤***

《仙授理伤续断秘方》

四物地芍与归芎，血家百病此方通，

补血调血理冲任，加减运用在其中。

【组成】白芍药　川当归　熟地黄　川芎　　各等分

【功用】补血调血。

【主治】营血虚滞证。

（1）病机：营血亏虚，血行不畅。

（2）辨证要点：头晕心悸，面色、唇爪无华，舌淡，脉细。

【方解】

君　熟地黄——滋阴养血，填精补肾

臣　当归——补血养肝，和血调经

佐　白芍药——养血柔肝和营

　　川芎——活血行气，调畅气血

【重点】

1. 用量特点：原著四味药等量。

2. 配伍要点：熟地黄、白芍阴柔补血之品（血中血药）与辛甘之当归、川芎（血中气药）相配，动静相宜，重在滋补营血，且补中寓行，使补血而不滞血，行血而不伤血。

当归补血汤**

《内外伤辨惑论》

当归补血东垣笺，黄芪一两归二钱，
血虚发热口烦渴，脉大而虚此方煎。

【组成】黄芪一两（30g）　当归酒洗，二钱（6g）

【功用】补气生血。

【主治】血虚发热证。

（1）病机：劳倦内伤，血虚气弱，阴不维阳，阳气浮越于外。

（2）辨证要点：肌热面红，渴喜热饮，脉大而虚。

【方解】

君　黄芪——大补肺脾之气，补气生血；固护肌表，急固浮阳而退热

臣　当归——养血和营

【重点】

1. 黄芪：当归 =5：1

2. 本方治疗“血虚发热证”的代表方，体现李杲“甘温除热”之法。

3. 配伍要点：重用补气，少伍养血，意在补气以生血。正所谓“有形之血不能速生，无形之气所当急固”（《成方便读》）。

4. 使用注意：本方主治证似“白虎汤证”，临床应用务

求详辨；“惟脉不长实有辨耳，误服白虎汤必死”（《内外伤辨惑论》）。

归脾汤***

《济生方》

归脾汤用术参芪，归草茯神远志随，
酸枣木香龙眼肉，煎加姜枣益心脾。

【组成】白术　茯神去木　黄芪去芦　龙眼肉　酸枣仁炒，去壳，各一两（各18g）　人参　木香不见火，各半两（各9g）　甘草炙，二钱半（6g）　当归一钱（3g）　远志蜜炙，一钱（3g）（当归、远志从《内科摘要》补入）（加生姜五片，大枣一枚同煎）

【功用】益气补血，健脾养心。

【主治】

1. 心脾气血两虚证。

（1）病机：思虑过度，劳伤心脾，气血不足。

（2）辨证要点：心悸失眠，乏力食少，舌淡，脉细弱。

2. 脾不统血证。

（1）病机：脾气亏虚，统摄无权。

（2）辨证要点：崩漏，便血，乏力食少，舌淡，脉细者。

【方解】

君　黄芪——补脾益气

　　龙眼肉——补脾气，养心血

臣　人参、白术——补气，强补脾益气之功

　　当归、酸枣仁——滋养营血，增补心养血之效

佐　茯神、远志——宁心安神

　　木香——理气醒脾

使　炙甘草——补气健脾，调和诸药

　　生姜、大枣——调和脾胃

【重点】

1. 本方与补中益气汤之异同（表下 8–2）。

表下 8–2　归脾汤与补中益气汤之异同

项目	相同点	归脾汤	补中益气汤
组成	人参、黄芪、白术、炙甘草、当归	龙眼、茯神、酸枣仁、远志、木香	升麻、柴胡、陈皮
功用	益气健脾	养血安神	升阳举陷
主治	脾气虚弱 食少体倦	心脾气血两虚 脾不统血 心悸怔忡，健忘失眠，出血	气虚发热 气虚下陷 发热自汗，脏器下垂

2. 配伍要点：心脾同治，以补脾为主，使脾旺则气血生化有权；气血双补，以补气为重，使气旺而益于生血。

第三节　气血双补剂

八珍汤**

《瑞竹堂经验方》

气血双补八珍汤，四君四物合成方，

煎加姜枣调营卫，气血亏虚服之康。

【组成】当归去芦　川芎　熟地黄　白芍药　人参去芦　甘草炙　茯苓去皮　白术各一两（各15g）（加生姜五片、大枣一枚同煎）

【功用】益气补血。

【主治】气血两虚证。

（1）病机：多由素体虚弱，或劳役过度，或病后产后失调，或久病失治，或失血过多所致。

（2）辨证要点：气短乏力，头晕心悸，舌淡，脉细弱。

【方解】

君　熟地黄——补血滋阴
　　人参——大补五脏元气，补气生血
臣　白术——补气健脾
　　当归——补血和血
佐　茯苓——健脾养心
　　白芍药——养血敛阴
　　川芎——活血行气，以使补而不滞
佐使　炙甘草——益气和中
　　姜、枣——调和脾胃，以助气血生化

【重点】

1. 本方为四君子汤与四物汤合方而成。
2. 配伍要点：气血同补。
3. 使用注意：有热象者忌用。

炙甘草汤（又名复脉汤）***

《伤寒论》

炙甘草汤参姜桂，麦冬生地与麻仁，

大枣阿胶加酒服，虚劳肺痿效如神。

【组成】甘草炙，四两（12g）　生姜切，三两（9g）　人参二两（6g）　生地黄一斤（50g）　桂枝去皮，三两（9g）　阿胶二两（6g）　麦门冬去心，半升（10g）　麻仁半升（10g）　大枣擘，三十枚（10枚）（水酒各半同煎，阿胶烊化）

【功用】滋阴养血，益气温阳，复脉定悸。

【主治】

1. 阴血不足，阳气虚弱证。

（1）病机：心虚失养，鼓动无力。

（2）辨证要点：脉结代，心动悸，虚羸少气，舌光少苔。

2. 虚劳肺痿。

（1）病机：阴亏气少。

（2）辨证要点：咳唾涎沫，形瘦短气，咽干舌燥，舌干而瘦小，脉虚数。

【方解】

君　生地黄——滋阴养血

臣　炙甘草、麦冬、桂枝——益心气，养心阴，通心阳

佐　人参、阿胶、麻仁——益气滋阴养血

　　生姜、大枣——益脾胃，滋化源，调阴阳，和气血

【重点】

1. 重用生地黄：原方1斤，现代50g以上。

2. 现代用法：水酒各半煎服，阿胶烊化。

3. 配伍要点：滋阴养血，益气助阳，滋而不腻，温而不燥，刚柔相济，相得益彰。

第四节　补阴剂

六味地黄丸（原名地黄丸）***

《小儿药证直诀》

六味地黄益肾肝，茱薯丹泽地苓专，
阴虚火旺加知柏，养肝明目杞菊煎，
若加五味成都气，再入麦冬长寿丸。

【组成】熟地黄炒，八钱（24g）　山萸肉　干山药各四钱（各12g）　泽泻　牡丹皮　茯苓去皮，各三钱（各9g）

【功用】填精滋阴补肾。

【主治】肾阴精不足证。

（1）病机：肝肾阴虚，阴虚内热。

（2）辨证要点：腰膝酸软，头晕目眩，口燥咽干，舌红少苔，脉沉细。

【方解】

君　熟地黄——滋补肾阴

臣　山萸肉——酸温补养肝肾

　　山药——甘平补益脾阴

佐　泽泻——利湿泄浊，防熟地之滋腻恋邪

　　牡丹皮——清泄相火，制山萸肉之温涩

　　茯苓——淡渗脾湿，助山药之健运

【重点】

1. 熟地黄、山萸肉、山药、泽泻、茯苓、牡丹皮用量比例为 8∶4∶4∶3∶3∶3。

2. 配伍要点：本方“三补”配伍“三泻”，以补为主；肝、脾、肾三阴并补，以滋补肾之阴精为主。

3. 使用注意：脾虚泄泻者慎用。

左归丸**

《景岳全书》

左归丸用大熟地，枸杞萸肉薯牛膝，
龟鹿二胶菟丝入，补阴填精功效奇。

【组成】大怀熟地八两（24g）　山药炒，四两（12g）　枸杞四两（12g）　山茱萸肉四两（12g）　川牛膝酒洗，蒸熟，三两（9g），滑精者不用　菟丝子制，四两（12g）　鹿胶敲碎，炒珠，四两（12g）　龟板胶切碎，炒珠，四两（12g），无火者不必用

【功用】滋阴补肾，填精益髓。

【主治】真阴不足证。

（1）病机：真阴不足，精髓亏损。

（2）辨证要点：头晕目眩，腰酸腿软，舌光少苔，脉细。

【方解】

君　熟地黄——滋肾阴，益精髓，补真阴之不足

臣　山茱萸——补养肝肾，固秘精气

山药——补脾益阴，滋肾固精

龟板胶——滋阴补髓

　　鹿角胶——补益精血，温壮肾阳，“阳中求阴”
佐　枸杞子——补肝肾，益精血
　　菟丝子——补肝肾，助精髓
　　川牛膝——益肝肾，强筋骨

【重点】

1. 重用熟地黄，于大量补阴药中加入两味补阳药，补阴药与补阳药比例是 5∶2。

2. 配伍要点：

（1）本方是六味地黄丸减去“三泻”（泽泻、牡丹皮、茯苓），加入枸杞子、龟板胶、牛膝、鹿角胶、菟丝子而成，为纯补真阴不足之剂。

（2）本方补阴药与补阳药相配，体现“善补阴者，必阳中求阴，则阴得阳升而泉源不竭”。

3. 使用注意：由于用药阴柔滋润，久服常服，每易滞脾碍胃，若脾虚泄泻者慎用。

大补阴丸（原名大补丸）**

《丹溪心法》

大补阴丸知柏黄，龟板脊髓蜜成方，
咳嗽咯血骨蒸热，阴虚火旺制亢阳。

【组成】黄柏炒褐色　知母酒浸，炒，各四两（各12g）　熟地酒蒸　龟板酥炙，各六两（各18g）（以猪脊髓、蜂蜜和丸）

【功用】滋阴降火。

【主治】阴虚火旺证。

（1）病机：肝肾阴虚，相火亢盛。

（2）辨证要点：骨蒸潮热，盗汗遗精，心烦易怒，舌红少苔，尺脉数而有力。

【方解】

君　熟地黄——滋补真阴，填精益髓

　　龟板——滋阴潜阳，补肾健骨

臣　黄柏——泻肾与膀胱之火

　　知母——清泄肺、胃、肾三经之火，滋肺、胃、肾三经之阴

佐　猪脊髓——补髓养阴

　　蜂蜜——补中润燥

【重点】

1. 重用龟板、熟地黄，以滋阴培本为主，故曰“大补阴丸”，实乃补泻并施之方。

2. 配伍要点：本方滋阴与降火相伍，培本清源，标本兼顾，但以滋阴培本为主，降火清源为辅。

3. 使用注意：若脾胃虚弱，食少便溏，以及属于实火者不宜使用。

一贯煎***

《续名医类案》

一贯煎中用地黄，沙参枸杞麦冬襄，
当归川楝水煎服，阴虚肝郁是妙方。

【组成】北沙参　麦冬　当归身（各9g）　生地黄（18g）　枸杞子（9g）　川楝子（6g）（原著本方无用量）

【功用】滋阴疏肝。

【主治】肝肾阴虚，肝气郁滞证。

（1）病机：肝肾阴虚，肝气郁滞。

（2）辨证要点：胸脘胁痛，咽干口燥，舌红少津，脉虚弦。

【方解】

君　生地黄——益肾养肝，滋水涵木

臣　枸杞子——滋养肝肾

　　当归——补血养肝，补中有行

　　沙参、麦冬——滋养肺胃之阴，清金制木，培土荣木

佐　川楝子——疏肝泄热，理气止痛

【重点】

1. 重用生地黄，少佐川楝子。

2. 配伍要点

（1）“是为涵养肝阴第一良药。”（张山雷《中风斠诠》）

（2）本方于大队滋阴之中少佐苦辛疏泄之品，养肝之体且助肝之用，使滋阴而不黏腻，疏肝而无劫阴之弊。

3. 使用注意：停痰积饮，舌苔白腻，脉沉弦者不宜使用。

第五节　补阳剂

肾气丸（又名《金匮》肾气丸、崔氏八味丸）***

《金匮要略》

《金匮》肾气治肾虚，地黄怀药及山萸，

丹皮苓泽加附桂，引火归原热下趋。

【组成】干地黄八两（24g）　薯蓣　山茱萸各四两（各12g）　泽泻　茯苓　牡丹皮各三两（各9g）　桂枝　附子炮，各一两（各3g）

【功用】补肾助阳，化生肾气。

【主治】肾阳气不足证。

（1）病机：肾阳亏虚，虚寒内生，气化失司。

（2）辨证要点：腰膝酸软，腰以下冷，小便失常，舌淡而胖，脉沉无力。

【方解】

君　干地黄——滋阴补肾

臣　山茱萸、山药——补肝脾而益精血

　　附子、桂枝——辛热，助命门以温阳化气

佐　泽泻、茯苓——利水渗湿泄浊

　　牡丹皮——清泻肝火

【重点】

1. 补阴药与温阳药的用量比例 10∶1。

2. 配伍要点：本方以“三补三泻”为主，少伍温热之品，取“少火生气”之法，合为“阴中求阳”，温补肾气之剂。

3. 使用注意：若咽干口燥、舌红少苔属肾阴不足，虚火上炎者，不宜应用。此外，肾阳虚而小便正常者，为纯虚无邪，不宜使用本方。

右归丸**

《景岳全书》

右归丸中地附桂，山药茱萸菟丝归，

杜仲鹿胶枸杞子，益火之源此方魁。

【组成】熟地黄八两（24g） 山药炒，四两（12g） 山茱萸微炒，三两（9g） 枸杞子微炒，四两（12g） 菟丝子制，四两（12g） 鹿角胶炒珠，四两（12g） 杜仲姜汁炒，四两（12g） 肉桂二两，渐可加至四两（6g） 当归三两（9g） 制附子自二两，渐可加至五六两（6g）

【功用】温补肾阳，填精益髓。

【主治】肾阳不足，命门火衰证。

（1）病机：肾阳不足，命门火衰，不能生土。

（2）辨证要点：腰膝酸软，畏寒肢冷，神疲乏力。

【方解】

君　附子、肉桂——温壮元阳

　　鹿角胶——温肾阳，益精血

臣　熟地黄、山茱萸、枸杞子、山药——滋阴益肾，填精补髓，共养肝补脾

佐　菟丝子、杜仲——补肝肾，强腰膝

　　当归——养血补肝

【重点】

1. 方名来源："益火之源，以培右肾之元阳"（《景岳全书》），使元阳得以归原，故名右归。

2. 配伍要点

（1）本方是肾气丸减去"三泻"（泽泻、牡丹皮、茯苓），加鹿角胶、菟丝子、杜仲、枸杞子、当归而成，为"纯补无泻"之剂。

（2）本方补阳药与补阴药相配，体现"善补阳者，必

于阴中求阳，则阳得阴助，而生化无穷”。

3. 使用注意：本方纯补不泻，对肾虚兼有湿浊者，不宜使用。

第六节　阴阳并补剂

地黄饮子***

《黄帝素问宣明论方》

地黄饮子山茱斛，麦味菖蒲远志茯，
苁蓉桂附巴戟天，少入薄荷姜枣服。

【组成】熟干地黄（各18g）　巴戟去心　山茱萸　石斛　肉苁蓉酒浸，焙（各9g）　附子炮　五味子　官桂　白茯苓　麦门冬去心　菖蒲　远志去心，等分（各6g）（原著本方无用量）（加生姜5片，枣1枚，薄荷叶5～7片同煎）

【功用】滋肾阴，补肾阳，开窍化痰。

【主治】喑痱。

（1）病机：肾中阴阳两虚，虚阳上浮，痰浊上泛，阻塞窍道。

（2）辨证要点：舌强不能言，足废不能用，足冷面赤，脉沉细弱。

【方解】

君　　熟地黄、山茱萸——补肾填精
　　　肉苁蓉、巴戟天——温壮肾阳

臣　附子、肉桂——温养下元，摄纳浮阳，引火归原

　　石斛、五味子、麦冬——滋阴敛液，壮水济火

佐　石菖蒲、远志、茯苓——开窍化痰，交通心肾

佐使　薄荷——疏郁而轻清上行

　　姜、枣——和中调药

【重点】

1. 原方各等分，现重用熟地黄（18～30g）。

2. 配伍要点：标本兼顾，上下并治，而以治本治下为主。

3. 使用注意：用药偏于温补，故对气火上升，肝阳偏亢证而阳热之象明显者，不宜用。

【小结】具体见表下 8–3。

表下 8–3　补益方比较

方名	相同点	不同点
四君子汤	补气，主治气虚证	补气基础方。主治脾胃气虚证，补而不滞，平补不峻
参苓白术散		健脾兼能渗湿。主治脾虚夹湿，乏力、泄泻
补中益气汤		健脾兼能升提。主治脾胃气虚，中气下陷、气虚发热
玉屏风散		实卫气固表止汗。主治表虚自汗
生脉散		补肺气兼能养阴。主治气阴两伤证

续表

方名	相同点	不同点
四物汤	补血，主治血虚证	补血基础方。主治营血虚滞证，重在滋补，补中寓行
当归补血汤		补气生血。主治血虚发热证，重在补气，少伍养血，意在补气以生血
归脾汤		补血兼能安神。主治心脾气血两虚证或脾不统血证。心脾同治重在补脾；气血并补，重在补气
八珍汤	气血双补，主治气血两虚	气血双补的基础方。气血两虚诸证兼可加减应用
炙甘草汤		补益气血，滋阴温阳，复脉定悸。原书主治伤寒脉结代，心动悸；后世亦治久咳伤肺，气血耗损，阴阳俱虚之虚劳肺痿
六味地黄丸	补阴，主治阴虚证	补肾阴平剂。主治肾阴虚，虚火不旺证，寓泻于补
左归丸		补肾阴专方。主治肾阴虚，虚热未生证，阳中求阴
大补阴丸		补肾阴，清虚热重剂。主治肾阴虚，虚火旺证，滋阴降火
一贯煎		补肝肾阴，疏肝气。主治肝肾阴虚，肝气郁滞证，滋阴疏肝
益胃汤		补胃阴。主治胃阴不足证
肾气丸	补阳，主治阳虚证	少火生气。主治肾阳气不足证
右归丸		阴中求阳。主治肾阳不足，命门火衰证

附：补益剂复习思考题及答案（二维码9）

第九章　固涩剂

1. 定义：以固涩药为主组成，具有收涩补益作用，治疗正虚滑脱病证的方剂。

2. 分类及代表方

（1）固表止汗剂：代表方如牡蛎散。

（2）敛肺止咳剂：代表方如九仙散。

（3）涩肠固脱剂：代表方如真人养脏汤、四神丸。

（4）涩精止遗剂：代表方如金锁固精丸。

（5）固崩止带剂：代表方如固冲汤。

3. 使用注意

（1）标本兼顾。

（2）避免闭门留寇。

（3）热病多汗、外感咳嗽、湿热痢疾初起、食滞泄泻、火扰精泄、湿热溺涩、血热崩漏等属实证者禁用。

第一节　固表止汗剂

牡蛎散**

《太平惠民和剂局方》

牡蛎散内用黄芪，浮麦麻黄根最宜，

自汗盗汗心液损，固表敛汗见效奇。

【组成】黄芪去苗，土　麻黄根洗　牡蛎米泔浸，刷去土，火烧通赤，各一两（各 15g）（小麦百余粒同煎）

【功用】敛阴止汗，益气固表。

【主治】自汗、盗汗证。

（1）病机：卫外不固，阴液损伤，心阳不潜。

（2）辨证要点：汗出，心悸，短气，舌淡，脉细弱。

【方解】

君　煅牡蛎——敛阴潜阳，固涩止汗

臣　生黄芪——益气实卫，固表止汗

佐　麻黄根——收涩止汗

　　浮小麦——养心益气，清心除烦

【重点】

1. 用法：加小麦或浮小麦 15g，水煎服。

2. 配伍要点：本方配伍敛阴潜阳与益气实卫同用，涩补合法，标本兼顾，以涩敛止汗治标为主。

3. 使用注意：阴虚火旺所致盗汗不宜使用。若汗出亡阳，当益气回阳固脱，单用本方缓不济急。

第二节　敛肺止咳剂

九仙散*

王子昭方，录自《卫生宝鉴》

九仙散中罂粟君，参胶梅味共为臣，
款冬贝桑桔佐使，敛肺止咳益气阴。

【组成】人参　款冬花　桑白皮　桔梗　五味子　阿胶

乌梅各一两（各 12g） 贝母半两（6g） 罂粟壳去顶，蜜炒黄，八两（9g）

【功用】敛肺止咳，益气养阴。

【主治】久咳伤肺，气阴两伤证。

（1）病机：久咳伤肺，气阴两伤。

（2）辨证要点：久咳不已，甚则喘而自汗，痰少而黏，脉虚数。

【方解】

君　罂粟壳——敛肺止咳

臣　五味子、乌梅——敛肺止咳

　　人参——益气生津

　　阿胶——滋养肺阴，气阴双补

佐　款冬花——化痰止咳，降气平喘

　　桑白皮——清肺泄热，止咳平喘

　　贝母——化痰止咳

使　桔梗——宣肺祛痰，载药上行

【重点】

1. 罂粟壳为君。

2. 配伍要点：本方敛降之中寓以宣升，以顺肺司宣发肃降之性，以敛降为主，兼补气阴。

3. 使用注意：因罂粟壳有毒，且易成瘾，本方不宜多服久服。

第三节　涩肠固脱剂

真人养脏汤***

《太平惠民和剂局方》

真人养脏诃粟壳，肉蔻当归桂木香，
术芍参甘为涩剂，脱肛久痢早煎尝。

【组成】人参　当归去芦　白术焙，各六钱（各6g）　肉豆蔻面裹，煨，半两（8g）　肉桂去粗皮　甘草炙，各八钱（各6g）　白芍药一两六钱（12g）　木香不见火，一两四钱（3g）　诃子去核，一两二钱（9g）　罂粟壳去蒂萼，蜜炙，三两六钱（9g）

【功用】涩肠固脱，温补脾肾。

【主治】久泻久痢、脾肾虚寒证。

（1）病机：大肠失固，脾肾虚寒。

（2）辨证要点：大便滑脱不禁，腹痛喜温喜按，食少神疲，舌淡苔白，脉迟细。

【方解】

君　罂粟壳——涩肠固脱

臣　肉豆蔻、诃子——收涩止泄

佐　肉桂——温补肾阳，补火生土

　　人参、白术——益气健脾

　　当归、白芍——养血和血

　　木香——行气止痛

使　炙甘草——调和益气，缓急止痛

【重点】

1. 重用罂粟壳为君。

2. 配伍要点：本方配伍敛中有补，标本兼治，以治标固涩为主；脾肾兼顾，以补脾为主；涩中寓行，补而不滞，以收敛为主。

3. 使用注意：原方罂粟壳用量较重，但其有毒，临证当慎酌用量。下痢初起者，湿热积滞未去者，禁用本方。

四神丸***

《证治准绳》

四神故纸吴茱萸，肉蔻五味四般需，
大枣百枚姜八两，五更肾泄火衰扶。

【组成】肉豆蔻二两（6g） 补骨脂四两（12g） 五味子二两（6g） 吴茱萸浸炒，一两（3g）（生姜八两，红枣一百枚，和末为丸，食前白汤送下）

【功用】温肾暖脾，固肠止泻。

【主治】脾肾阳虚之五更泻。

（1）病机：肾阳虚衰，火不生土。

（2）辨证要点：五更泄泻，不思饮食，舌淡苔白，脉沉迟无力。

【方解】

君 补骨脂——温肾暖脾，祛散阴寒

臣 肉豆蔻——温肾暖脾，涩肠止泻

佐 吴茱萸——温中祛寒，温暖肝肾

五味子——固涩止泻

使 生姜、大枣——调和脾胃

【重点】

1. 用法：本方作丸剂当以生姜八两，红枣一百枚煮熟，取枣肉和末为丸，每服 6 ～ 9g，每日 2 次，并强调应“临睡前淡盐汤或温开水送下”。亦可作汤剂，当加生姜 6g，大枣 10 枚。

2. 配伍要点：本方温补与收涩并用，是以温补治本为主，酸涩治标为辅。

第四节　涩精止遗剂

金锁固精丸**

《医方集解》

金锁固精芡实研，莲须龙牡沙苑填，
莲粉糊丸盐汤下，肾虚精滑此方先。

【组成】沙苑蒺藜炒　芡实蒸　莲须各二两（各 12g）龙骨酥炙　牡蛎盐水煮一日一夜，煅粉，各一两（各 6g）（莲子粉糊为丸，盐汤下）

【功用】补肾涩精。

【主治】肾虚不固之遗精滑泄。

（1）病机：肾虚精关不固。

（2）辨证要点：遗精滑泄，腰痛耳鸣，舌淡苔白，脉细弱。

【方解】

君　沙苑蒺藜——补肾固精

臣　莲肉、芡实、莲须——补肾涩精

佐　龙骨、牡蛎——涩精止遗，潜阳安神

【重点】

1. 用法：莲子粉糊为丸，每服 9g，每日 2 次，盐汤送服。做汤剂当加莲子 10g。

2. 配伍要点：本方以涩精止遗治标为主，补肾益精为辅。

3. 使用注意：相火亢盛或下焦湿热所致的遗精早泄忌用。

桑螵蛸散**

《本草衍义》

桑螵蛸散用龙龟，参茯菖远及当归，
尿频遗尿精不固，滋肾宁心法勿违。

【组成】桑螵蛸　远志　菖蒲　龙骨　人参　茯神　当归　龟甲酥炙，以上各一两（各 10g）（夜卧人参汤调下）

【功用】调补心肾，涩精止遗。

【主治】心肾两虚之尿频或遗尿、遗精证。

（1）病机：心肾两虚，水火不交。

（2）辨证要点：尿频或遗尿，心神恍惚，舌淡苔白，脉细弱。

【方解】

君　桑螵蛸——温补肾阳，固精止遗

臣　龙骨——涩精止遗，镇心安神

　　龟板——滋阴补肾

佐　人参——补益心气，安神定志

　　当归——补养心血

茯神——宁心安神

远志——安神定志，交通心肾

石菖蒲——开窍安神

【重点】

1. 用法：共研细末，每服 6g，睡前以人参汤送服；亦可作汤剂，水煎服。

2. 配伍要点：本方补肾固精与养心安神相伍，使水火既济，心肾相交。

3. 使用注意：肾阳亏虚或下焦湿热所致的尿频不宜用本方。

缩泉丸（原名固真丹）**

《魏氏家藏方》

缩泉丸治小便频，膀胱虚寒遗尿斟，

乌药益智各等分，山药糊丸效更珍。

【组成】天台乌药细锉　益智仁大者，去皮，炒，各等分（各 9g）（酒煎山药末为糊，和为丸，盐、酒或米饮下）

【功用】温肾祛寒，缩尿止遗。

【主治】膀胱虚寒证。

（1）病机：下元虚冷，膀胱失约。

（2）辨证要点：尿频，遗尿，舌淡，脉沉弱。

【方解】

君　益智仁——温补下元，固涩缩尿

臣　乌药——温肾散寒

佐　山药——健脾补肾，固涩精气

【重点】

1. 用法：山药为糊丸，每服 6g，一日 2 次；亦可作汤剂，加山药 6g，水煎服。

2. 配伍要点：本方温中兼补，涩中寓行，使下焦得温而寒去，膀胱气化如常，约束有权。

第五节　固崩止带剂

固冲汤***

《医学衷中参西录》

固冲术芪山萸芍，龙牡棕炭海螵蛸，
茜草五倍水煎服，益气固冲功效高。

【组成】白术炒，一两（30g）生黄芪六钱（18g）龙骨煅，捣细，八钱（24g）牡蛎煅，捣细，八钱（24g）萸肉去净核，八钱（24g）生杭芍四钱（12g）海螵蛸捣细，四钱（12g）茜草三钱（9g）棕边炭二钱（6g）五倍子轧细，药汁送服，五分（1.5g）

【功用】益气健脾，固冲摄血。

【主治】脾肾虚弱，冲脉不固证。

（1）病机：脾虚失统，肾虚失摄，冲脉不固。

（2）辨证要点：出血量多，色淡质稀，腰膝酸软，舌淡，脉微弱。

【方解】

君　白术、黄芪——补气健脾，气旺摄血

臣　山萸肉、白芍——补益肝肾，敛阴养血

佐　五倍子、龙骨、牡蛎、棕榈炭——收敛止血
　　海螵蛸、茜草——化瘀止血

【重点】

1. 重用白术30g。黄芪、白芍生用。龙骨、牡蛎煅用。

2. 配伍要点：寓涩于补，固涩止血以治其标，补肾健脾以培其本；寄行于收，收敛固涩以救滑脱之急，行血化瘀以防止血留瘀。肝脾气血两补，重在补气，补涩兼顾，重涩兼补。

3. 使用注意：纯虚无邪才能用。

固经丸**

《丹溪心法》

固经丸用龟板君，黄柏椿皮香附群，
黄芩芍药酒丸服，漏下崩中色黑殷。

【组成】黄芩炒　白芍炒　龟板炙，各一两（各30g）　黄柏炒，三钱（9g）　椿树根皮七钱半（22.5g）　香附子二钱半（7.5g）（酒糊为丸，空心温酒或白汤下）

【功用】滋阴清热，固经止血。

【主治】阴虚血热之崩漏。

（1）病机：肝肾阴虚，相火炽盛，迫血妄行。

（2）辨证要点：月经过多，血色深红或紫黑黏稠，手足心热，舌红，脉弦细。

【方解】

君　龟板——益肾滋阴降火
　　白芍——敛阴益血养肝

臣　黄芩——泻火凉血止血

黄柏——清热泻火坚阴

佐 椿根皮——收涩固经止血

香附——疏肝理气调经

【重点】

1. 重用龟板、白芍、黄芩 30g（原方各一两）。

2. 配伍要点：重用咸甘酸苦、性寒之品滋敛阴血、清热潜阳，少用辛温芳香之品调气活血，诸药合用，阴血得养，火热得清，气血调畅，诸症自愈。

易黄汤*

《傅青主女科》

易黄山药与芡实，白果黄柏车前子，
能消带下黏稠秽，补肾清热又祛湿。

【组成】山药炒，一两（30g） 芡实炒，一两（30g） 黄柏盐水炒，二钱（6g） 车前子酒炒，一钱（3g） 白果十枚，碎（12g）

【功用】补益脾肾，清热祛湿，收涩止带。

【主治】脾肾虚弱，湿热带下。

（1）病机：脾肾虚弱，湿热下注。

（2）辨证要点：带下色黄，其气腥秽，舌苔黄腻

【方解】

君 炒山药、炒芡实——补脾益肾，固摄止带

臣 白果——收涩止带

佐 黄柏——清热燥湿

车前子——清热利湿

【重点】

1. 重用炒山药、炒芡实。

2. 配伍要点：本方补中有涩，涩中寓清，重在补涩，辅以清利。使脾肾得补，湿热得去，则带下自愈。

【小结】具体见表下 9–1。

表下 9–1　固涩方比较

方名	相同点	不同点
真人养脏汤	固肠止泻 主治虚寒性泄泻	罂粟壳为君，配以参、术、草、桂、芍温中补脾。主治久泻久痢，脾肾虚寒
四神丸		补骨脂为君，配以五味、吴萸、肉蔻温肾涩肠。主治命门火衰，火不生土
金锁固精丸	涩精止遗 主治遗精（遗尿）	重在涩精止遗，以一派补肾涩精药物专攻肾虚不固之遗精
桑螵蛸散		重在调补心肾，涩精止遗，以桑螵蛸配伍菖蒲、远志交通心肾。主治心肾两虚之遗精
缩泉丸		重在温肾祛寒，缩尿止遗。主治膀胱虚寒之遗尿、尿频
固冲汤	固崩止血 主治妇女崩漏或月经过多	重在固冲摄血兼以补益脾气。主治脾肾亏虚，冲脉不固之崩漏
固经丸		重在滋阴清热，固经止血。主治阴虚血热之崩漏
易黄汤		补益脾肾，清热祛湿，收涩止带。主治脾肾虚弱，湿热带下

附：固涩剂复习思考题及答案（二维码 10）

第十章　安神剂

1. 定义：以安神药为主组成，具有安神定志作用，治疗神志不安病证的方剂。

2. 分类及代表方

（1）重镇安神剂，代表方如朱砂安神丸。

（2）补养安神剂，代表方如天王补心丹。

（3）交通心肾剂，代表方如黄连阿胶汤。

3. 使用注意

（1）安神剂多为金石类药物组成，质重而碍胃气，不可久服，中病即止。凡脾胃虚弱者，须与顾护胃气之品同用。

（2）金石类药物须打碎先煎，久煎。

（3）对于某些药物有毒，久服能引起慢性中毒。

第一节　重镇安神剂

朱砂安神丸***

《内外伤辨惑论》

朱砂安神东垣方，归连甘草合地黄，
怔忡不寐心烦乱，养阴清热可复康。

【组成】朱砂另研，水飞为衣，五钱（1g）　甘草五钱

五分（15g） 黄连去须净，酒洗，六钱（15g） 当归去芦，二钱五分（8g） 生地黄一钱五分（6g）

【功用】镇心安神，清热养血。

【主治】心火亢盛，阴血不足证。

（1）病机：心火亢盛，灼伤阴血，心神失养。

（2）辨证要点：心神烦乱，惊悸，失眠，舌红，脉细数。

【方解】

君　朱砂——重镇安神，清泻心火

臣　黄连——清心泻火除烦

佐　生地——滋阴清热

　　当归——养血滋阴

使　甘草——调药和中

【重点】

1. 本方用法有二：一作丸剂，上药研末，炼蜜为丸，每次 6 ～ 9g，临睡前温开水送服；二作汤剂，余药水煎服，朱砂研细末另冲服 1g。

2. 配伍要点：本方镇清并用以祛邪治标，辅以滋养阴血之品以治本，邪正兼顾，标本同治，以祛邪治标为主。

3. 使用注意：朱砂含硫化汞，不宜多服久服，以免汞中毒；不宜与碘化物或溴化物同用，以免生成有刺激性碘化汞或溴化汞，导致严重的医源性肠炎。

桂枝甘草龙骨牡蛎汤*

《伤寒论》

桂甘龙骨牡蛎汤，温补镇摄潜心阳。

心阳不足烦躁证，服之神安燥悸康。

【组成】桂枝去皮，一两（15g） 甘草炙，二两（30g） 牡蛎熬，二两（30g） 龙骨二两（30g）

【功用】温补心阳，潜镇安神。

【主治】心阳虚损，心神不安证。

（1）病机：心阳不足，心神浮越。

（2）辨证要点：烦躁不安，心悸，舌淡，苔白，脉虚弱或迟缓。

【方解】

君　龙骨、牡蛎——固涩潜阳，镇心安神

臣　桂枝——温助心阳

佐使　炙甘草——补虚益气，调药和中

【重点】

1. 配伍要点：本方药简效专，温通中兼以补养，镇潜中兼以摄敛，温心阳，收心气，烦躁自除。

2. 使用注意：心阴虚烦躁证禁用。

第二节　补养安神剂

天王补心丹***

《校注妇人良方》

补心丹用柏枣仁，二冬生地当归身，

三参桔梗朱砂味，远志茯苓共养神。

【组成】人参去芦　茯苓　玄参　丹参　桔梗　远志各五钱（各5g） 当归酒浸　五味　麦门冬去心　天门冬

柏子仁　酸枣仁炒，各一两（各 9g）　生地黄四两（12g）（炼蜜为丸，用朱砂为衣，临卧竹叶煎汤送下）

【功用】滋阴养血，补心安神。

【主治】阴虚血少，神志不安证。

（1）病机：心肾阴亏，虚火内扰，心神失养。

（2）辨证要点：心悸，失眠，手足心热，舌红少苔，脉细数。

【方解】

君　生地黄——滋阴养血清热

臣　天冬、麦冬——滋阴清热

　　柏子仁、酸枣仁、当归——养心安神

佐　玄参——滋阴降火

　　人参、茯苓——补气生血，安神益智

　　五味子——敛心阴，安心神

　　远志——安神定志，交通心肾

　　丹参——清心安神，活血防滞

　　朱砂——清心安神

使　桔梗——载药上行，药达心所

【重点】

1. 重用生地，配伍滋阴养血，补心安神之品，是主治心肾阴虚，神志不安之心悸、失眠之常用方。

2. 配伍要点：本方滋阴补血，养心安神，标本兼治，重在治本；心肾两顾，重在补心。

3. 使用注意：于脾胃虚弱、胃纳欠佳，湿痰内阻者不宜使用。

酸枣仁汤**

《金匮要略》

酸枣仁汤治失眠，川芎知草茯苓煎，

养血除烦清虚热，安然入睡梦乡甜。

【组成】酸枣仁二升（15g） 甘草一两（3g） 知母二两（6g） 茯苓二两（6g） 川芎二两（6g）

【功用】养血安神，清热除烦。

【主治】肝血不足，虚热内扰之虚烦不眠证。

（1）病机：肝血不足，虚热内扰。

（2）辨证要点：虚烦失眠，咽干口燥，舌红，脉弦细。

【方解】

君　酸枣仁——补肝养血，宁心安神，敛阴止汗

臣　茯苓——宁心安神

　　知母——滋阴润燥，清热除烦

佐　川芎——通达气血，疏肝调肝

使　甘草——调和诸药

【重点】

1. 重用酸枣仁，打碎先煎。

2. 配伍要点：心肝同治，重在养肝之血；补中兼行，以适肝性。

第三节　交通心肾剂

黄连阿胶汤*

《伤寒论》

黄连阿胶鸡子黄，黄芩白芍合成方，
水亏火炽烦不卧，滋阴降火自然康。

【组成】黄连四两（12g）　黄芩二两（6g）　芍药二两（6g）　鸡子黄二枚（2枚）　阿胶三两（9g）

【功用】滋阴降火，除烦安神。

【主治】阴虚火旺，心肾不交证。

（1）病机：阴虚火旺，水火不济。

（2）辨证要点：心烦失眠，多梦健忘，口燥咽干，腰膝酸软，舌尖红，脉细数。

【方解】

君　黄连——泻火除烦
　　阿胶——滋阴补肾

臣　黄芩——清热泻火
　　白芍——养血敛阴

使　鸡子黄——养心育阴

【重点】

1. 阿胶烊化，鸡子黄搅匀冲服。

2. 配伍要点：苦寒降心火，甘寒滋肾阴，标本兼顾，交通心肾。

【小结】具体见表下10–1。

表下 10–1　安神方比较

方名	相同点	不同点
朱砂安神丸	主治失眠	镇心安神，清热养血。主治心火亢盛，阴血不足之失眠
桂枝甘草龙骨牡蛎汤		温补心阳，潜镇安神。主治心阳虚损，心神浮越之失眠
天王补心丹		滋阴养血，清热安神。主治心肾两亏，阴虚血少，虚热内扰，血不养心之失眠
酸枣仁汤		养血安神，清热除烦。主治肝血不足，虚热内扰之虚烦失眠
黄连阿胶汤		滋阴降火，除烦安神。主治阴虚火旺，心肾不交之心烦失眠

附：安神剂复习思考题及答案（二维码 11）

第十一章　开窍剂

1. 定义：以芳香开窍药为主组成，具有开窍醒神作用，治疗窍闭神昏证的方剂。

2. 分类及代表方

（1）凉开剂：代表方安宫牛黄丸、紫雪、至宝丹。

（2）温开剂：代表方苏合香丸。

3. 使用注意

（1）辨清神昏之虚实，不可误投虚证。故本类方剂只适于邪气壅实之口噤，两手握固，脉象有力之实证；不可用于汗出肢冷，气微遗尿，口开目合之脱证。

（2）中病即止，神志清醒即停药。开窍剂用药多系辛香走窜之品，有耗散元气之弊，只可暂用，不可久服。

（3）只宜丸散剂，不宜汤剂，不能加热煎服。用时用温开水化服或冲服，昏迷者鼻饲给药。

（4）表证未解、阳明腑实、温病后期所出现的神昏谵语，不能作为闭证对待，应分别用解表透热或峻下热结治疗，均不可妄投开窍剂。阳明腑实兼邪陷心包者，亦应根据病情缓急，先予开窍，或先寒下，或二者同用。

（5）开窍剂多是辛香走窜之品，有碍胎元，孕妇当慎用或忌用。

第一节　凉开剂

安宫牛黄丸**

《温病条辨》

安宫牛黄丸最精，芩连栀子郁砂并，
更加雄角珠冰麝，退热清心力更宏。

【组成】牛黄一两（30g） 郁金一两（30g） 犀角（水牛角代）一两（30g） 黄连一两（30g） 朱砂一两（30g） 梅片二钱五分（7.5g） 麝香二钱五分（7.5g） 真珠五钱（15g） 山栀一两（30g） 雄黄一两（30g） 黄芩一两（30g）（炼老蜜为丸，金箔为衣）

【功用】清热解毒，豁痰开窍。

【主治】邪热内陷心包证。

（1）病机：温热之邪内陷心包，痰热蒙蔽。

（2）辨证要点：神昏谵语，伴高热烦躁，舌红或绛，脉数。

【方解】

君　牛黄——清心解毒，息风定惊，豁痰开窍
　　犀角——清热凉血解毒
　　麝香——开窍醒神

臣　黄连、黄芩——清热泻火解毒
　　山栀——助牛黄以清心包之热
　　冰片、郁金——芳香辟秽，通窍开闭

佐　金箔、朱砂、珍珠——镇心安神

雄黄——助牛黄豁痰解毒

使　蜂蜜——和胃调中

【重点】

1. 配伍特点：清热泻火、凉血解毒与芳香开窍并用，以清心泻火为主。

2. 使用注意：脉虚者为正不胜邪的表现，可用人参汤送服，补气扶正，托邪外出。脉实者银花、薄荷汤送服。此时应严密观察病情变化，防止由闭转脱；孕妇慎用。

紫雪**

《苏恭方》，录自《外台秘要》

紫雪犀羚朱朴硝，硝磁寒水滑和膏，

丁沉木麝升玄草，更用赤金法亦超。

【组成】黄金百两（3000g）　寒水石三斤（1500g）　石膏三斤（1500g）　磁石三斤（1500g）　滑石三斤（1500g）　玄参一斤（500g）　羚羊角屑，五两（150g）　犀角屑（水牛角代），五两（150g）　升麻一斤（500g）　沉香五两（150g）　丁子香一两（30g）　青木香五两（150g）　甘草炙，八两（240g）　硝石四升（1000g）　朴硝十斤（5000g）　朱砂三两（90g）　当门子（麝香），五分（1.5g）

【功用】清热开窍，息风止痉。

【主治】热盛动风证。

（1）病机：温热之邪内陷心包，热盛动风。

（2）辨证要点：高热烦躁，神昏谵语，痉厥，口渴唇焦，尿赤便秘，舌红绛苔干黄，脉数有力。

【方解】

君　犀角、羚羊角、麝香——清心凉肝，开窍息风

臣　生石膏、寒水石、滑石——甘寒清热泻火

佐　玄参——滋阴清热凉血

　　升麻——清热解毒透邪

　　青木香、丁香、沉香——行气通窍

　　黄金、朱砂、磁石——重镇安神

　　硝石、朴硝——泻热通便

使　甘草——益气和中

【重点】

1. 配伍特点：甘寒咸凉与芳香辛行、金石重镇相伍，清热开窍之中兼具息风止痉之效，既开上窍，又通下窍。

2. 本方以金石重坠与辛香走窜之品为主，服用过量有损元气，应中病即止。用法：口服，成人一次 1.5 ～ 3g，一日 2 次。

3. 周岁小儿一次 0.3g，每增 1 岁，递增 0.3g，每日 1 次；五岁以上小儿遵医嘱。

至宝丹**

《灵苑方》引郑感方，录自《苏沈良方》

至宝朱珀麝息香，雄玳犀角与牛黄，
金银两箔兼龙脑，开窍清热解毒良。

【组成】生乌犀（水牛角代）　生玳瑁　琥珀　朱砂　雄黄各一两（各 30g）　牛黄　龙脑　麝香各一分（各 0.3g）　安息香一两半，酒浸，重阳煮令化，滤去滓，约取一两净（30g）　金银箔各五十片

【功用】清热开窍，化浊解毒。

【主治】痰热内闭心包证。

（1）病机：热毒亢盛，痰浊内闭心包。

（2）辨证要点：神昏谵语，身热烦躁，痰盛气粗，舌红苔黄垢腻，脉滑数。

【方解】

君　麝香——开窍醒神
　　犀角——清心凉血解毒
　　牛黄——豁痰开窍清热

臣　冰片（龙脑）、安息香——芳香开窍，辟秽化浊
　　玳瑁——清热解毒

佐　朱砂、琥珀——镇心安神
　　雄黄——豁痰解毒
　　金箔、银箔——镇心神、定惊悸

【重点】

1. 配伍特点：本方芳香化浊开窍，清热解毒之中兼能通络散瘀，镇心安神；化浊开窍为主，清热解毒为辅。

2. 全方由贵重药材组成，治病救危，疗效卓著，故称“至宝丹”。

3. 若病情较重，正气虚弱者，人参汤送服。

第二节　温开剂

苏合香丸（原名吃力伽丸）**

《广济方》，录自《外台秘要》

苏合香丸麝息香，木丁熏陆荜檀襄，
犀冰术沉诃香附，衣用朱砂中恶尝。

【组成】吃力伽　光明砂研　麝香当门子　诃梨勒皮　香附子中白　沉香重者　青木香　丁子香　安息香　白檀香　荜茇上者　犀角（水牛角代）各一两（各30g）　熏陆香　苏合香　龙脑香各半两（各15g）

【功用】温通开窍，行气止痛。

【主治】寒闭证。

（1）病机：寒邪或秽浊、气郁闭阻，蒙蔽清窍，扰乱神明。

（2）辨证要点：突然昏倒，不省人事，牙关紧闭，苔白，脉迟。

【方解】

君　苏合香、麝香、龙脑香（冰片）、安息香——开窍辟秽

臣　青木香——行气止痛
沉香——降气温中
白檀香——行气和胃
熏陆香（乳香）——调气活血定痛
丁香——温中降逆

香附——行气解郁，散寒止痛

佐　荜茇——辛热散寒开郁

犀角——解毒辟秽

朱砂——镇心安神

吃力伽（白术）——补气健脾祛湿

诃子——温涩敛气，防辛香耗气

【重点】

1. 配伍特点：芳香辛温相须，补敛寒镇相佐，温散开窍则无耗气伤正之虞。方中配伍白术、诃子补气收敛，防止香散耗气。

2. 使用注意：本方用以救急，不可多服；脱证禁用；方中药物辛香走窜，有损胎气，孕妇忌用。

【小结】具体见表下 11-1。

表下 11-1　开窍方比较

方名	相同点	不同点
安宫牛黄丸	清热解毒，开窍醒神。主治温热病邪，内陷心包，高热神昏谵语之热闭证	性味最凉，长于清热解毒。适用于热闭重证，高热持续不退者
紫雪		凉性次之，长于息风止痉。适用于热闭动风证，神昏而有痉厥者
至宝丹		凉性更次之，长于化浊辟秽。适用于痰热闭窍证，秽浊偏盛、邪热较轻者
苏合香丸	温通开窍，行气止痛。主治寒痰闭阻心脉，蒙蔽心包，痰厥昏迷，心胸疼痛之寒闭证	性温，长于行气温通止痛。适用于寒闭证

附：开窍剂复习思考题及答案（二维码 12）

第十二章　理气剂

1. 定义：凡以行气或降气等作用为主，用于治疗气滞或气逆病证的方剂，统称为理气剂。

2. 分类及代表方

（1）行气剂：代表方有越鞠丸、柴胡疏肝散、半夏厚朴汤。

（2）降气剂：代表方有苏子降气汤、定喘汤、旋覆代赭汤。

3. 使用注意

（1）应辨清病证的虚实，勿犯虚虚实实之戒。

（2）应辨清有无兼证，若气滞与气逆相兼为病，应分清主次，行气与降气结合应用。

（3）用药多为辛温香燥之品，易耗气伤津，助热生火，慎勿过剂，或适当配伍益气滋阴之品以制其偏。

（4）年老体弱、阴虚火旺，或有出血倾向者，或孕妇及正值经期的妇女，均应慎用。

第一节　行气剂

越鞠丸（又名芎术丸）***

《丹溪心法》

越鞠丸治六般郁，气血痰火湿食因，
芎苍香附兼栀曲，气畅郁舒痛闷伸。

【组成】香附　苍术　川芎　栀子　神曲各等分（各6～10g）

【功用】行气解郁。

【主治】六郁证。

（1）病机：肝郁脾滞，气滞以生诸郁。

（2）辨证要点：胸膈满闷，脘腹胀痛，饮食不消。

【方解】

君　香附——行气解郁

臣佐　川芎——行气活血

苍术——燥湿运脾

栀子——清热泻火

神曲——消食和胃

【重点】

1. 用量：五药等量使用。

2. 配伍特点：五药治六郁，诸法并举，重在调理气机。

3. 本方既能疏肝理气，又能行气和胃，故肝郁气滞可用，脾胃气滞也可使用。

柴胡疏肝散**

《证治准绳》

柴胡疏肝芍川芎，枳壳陈皮草香附，
疏肝行气兼活血，胁肋疼痛立能除。

【组成】陈皮醋炒　柴胡各二钱（各6g）　川芎　枳壳麸炒　芍药各一钱半（各4.5g）　甘草炙，五分（1.5g）　香附一钱半（4.5g）

【功用】疏肝解郁，行气止痛。

【主治】肝气郁滞证。

（1）病机：情志不遂，木失条达，肝气郁结；疏泄失职，情志抑郁；久郁不解，肝失柔顺；肝气横逆犯胃等导致肝郁气滞。

（2）辨证要点：胁肋疼痛，脉弦。

【方解】

君　柴胡——条达肝气，疏通郁结

臣　香附——疏肝行气止痛
　　川芎——行气活血，开郁止痛

佐　陈皮——理气行滞，和胃
　　枳壳——行气止痛
　　芍药——养血柔肝，缓急止痛

佐使　甘草——调和药性，并与白芍共增缓急止痛之功

【重点】

1. 本方为治疗肝气郁结之证的代表方。

2. 配伍特点：辛疏酸敛合法，肝脾气血兼顾，主以辛

散疏肝，辅以敛阴柔肝。

3. 使用注意：本方药性芳香辛燥，不宜久煎；易耗气伤阴，不宜久服，且孕妇慎用。

瓜蒌薤白白酒汤**

《金匮要略》

瓜蒌薤白治胸痹，益以白酒温肺气，

加夏加朴枳桂枝，治法稍殊名亦异。

【组成】瓜蒌实捣，一枚（24g） 薤白半升（12g） 白酒七升（适量）

【功用】通阳散结，行气祛痰。

【主治】胸痹，胸阳不振，痰气互结证。

（1）病机：胸阳不振，痰阻气滞。

（2）辨证要点：胸中闷痛，喘息短气，舌苔白腻，脉弦紧。

【方解】

君　瓜蒌——涤痰散结，理气宽胸

臣　薤白——温阳散结，行气止痛

佐　白酒——行气活血，以增行气通阳之力

【重点】

1. 本方为治疗胸阳不振，气滞痰阻之胸痹的基础方。

2. 配伍特点：行气祛痰与温通胸阳并用，药简而力专。

半夏厚朴汤***

《金匮要略》

半夏厚朴与紫苏，茯苓生姜共煎服，

痰凝气聚成梅核，降逆开郁气自舒。

【组成】半夏一升（12g）　厚朴三两（9g）　茯苓四两（12g）　生姜五两（15g）　苏叶二两（6g）

【功用】行气散结，降逆化痰。

【主治】梅核气。

（1）病机：肝气郁结，肺胃宣降失司，津液输布失常，痰气相搏阻于咽喉，吐之不出，咽之不下；或肺胃失于宣降，胸中气机不畅，胸胁满闷，或咳或呕。

（2）辨证要点：咽中如有物阻，舌苔白腻，脉弦滑。

【方解】

君　半夏——化痰散结，降逆和胃

臣　厚朴——下气除满

佐　茯苓——健脾渗湿

生姜——辛温散结，和胃止呕，且制半夏之毒

苏叶——芳香行气，理肺疏肝，助厚朴以行气宽胸、宣通郁结之气

【重点】

1. 本方为治疗痰气互结之梅核气的代表方。

2. 配伍特点：辛苦行降，痰气并治，行中有宣，降中有散。

枳实消痞丸**

《兰室秘藏》

枳实消痞四君全，麦芽夏曲朴姜连，
蒸饼糊丸消积满，清热破结补虚痊。

【组成】干生姜　炙甘草　麦蘖面　白茯苓　白术各二

钱（各6g） 半夏曲　人参各三钱（各9g） 厚朴炙，四钱（12g） 枳实　黄连各五钱（各15g）

【功用】行气消痞，健脾和胃。

【主治】脾虚气滞，寒热互结证。

（1）病机：脾胃虚弱，升降失司，寒热互结，气壅湿滞。

（2）辨证要点：心下痞满，食少倦怠，苔腻微黄。

【方解】

君　枳实——行气消痞

臣　厚朴——下气除满，增强行气消痞之力

　　黄连——清热燥湿开痞

佐　半夏曲——散结和胃

　　干姜——温中祛寒

　　麦蘖面——消食和胃

　　人参、白术、茯苓、炙甘草——补中健脾

使　炙甘草——调和诸药

【重点】

1. 本方为治疗脾虚气滞，寒热互结之心下痞满证的常用方。

2. 配伍特点：消补同施，消大于补；寒热并用，辛开苦降。

厚朴温中汤**

《内外伤辨惑论》

厚朴温中陈草苓，干姜草蔻木香停，

煎服加姜治腹痛，虚寒胀满用皆灵。

【组成】厚朴姜制　橘皮去白，各一两（各 15g）　甘草炙　草豆蔻仁　茯苓去皮　木香各五钱（各 8g）　干姜七分（2g）（生姜三片同煎）

【功用】行气除满，温中燥湿。

【主治】脾胃气滞寒湿证。

（1）病机：脾胃伤于寒湿，气机壅滞。

（2）辨证要点：脘腹胀满或疼痛，舌苔白腻，脉沉弦。

【方解】

君　　厚朴——行气消胀，燥湿除满

臣　　草豆蔻——行气燥湿，温中散寒

佐　　陈皮、木香——行气宽中，助厚朴消胀除满

　　　干姜、生姜——温脾暖胃，助草豆蔻散寒止痛

　　　茯苓——渗湿健脾

佐使　炙甘草——益气和中，调和诸药

【重点】

1. 本方为治疗脾胃气滞寒湿证之常用方。

2. 配伍特点：辛苦温合法，辛行苦燥为主，佐以温散。

天台乌药散（原名乌药散）**

《圣济总录》

天台乌药木茴香，川楝槟榔巴豆姜，
再用青皮为细末，一钱酒下痛疝尝。

【组成】乌药　木香　茴香子微炒　青橘皮汤浸，去白，焙　高良姜炒，各半两（各 15g）　槟榔锉，二枚（9g）　楝实十枚（15g）　巴豆微炒，敲破，同楝实二味，用麸一升炒，候麸黑色，拣去巴豆并麸不用，七十枚

（12g）

【功用】行气疏肝，散寒止痛。

【主治】寒凝气滞证。

（1）病机：寒凝肝脉，气机阻滞。

（2）辨证要点：少腹痛引睾丸，舌淡苔白，脉沉弦。

【方解】

君　乌药——行气疏肝，散寒止痛

臣　青皮——疏肝行气

木香——理气止痛

小茴香——暖肝散寒

高良姜——散寒止痛

佐　槟榔——下气导滞破坚

川楝子——理气止痛

佐使　巴豆——制川楝子苦寒之性，增其行气散结之功

【重点】

1. 本方为治疗寒凝肝脉所致疝痛之常用方。

2. 配伍特点：辛香温行合法，重在行气疏肝，且寓去性存用之法。

加味乌药汤**

《奇效良方》

加味乌药汤砂仁，香附木香姜草伦，

配入延胡共七味，经前胀痛效堪珍。

【组成】乌药　缩砂　木香　延胡索各一两（各6g）　香附炒，去毛，二两（9g）　甘草一两半（9g）（生姜三片

同煎）

【功用】行气活血，调经止痛。

【主治】肝郁气滞之痛经。

（1）病机：肝郁气滞，血行不畅，气机郁滞。

（2）辨证要点：经前少腹胀痛，胀甚于痛。

【方解】

君　　香附——疏肝理气，调经止痛

臣　　乌药——辛散温通，助香附疏肝解郁，行气止痛

　　　延胡索——行气活血，调经止痛

佐　　木香、砂仁——行气止痛，消胀

　　　生姜——温胃散寒

佐使　炙甘草——缓急止痛，调和诸药

【重点】

1. 本方为治疗肝郁气滞之痛经的常用方。

2. 配伍特点：辛香温散，寓行血于疏肝调经之中，气血兼顾。

第二节　降气剂

苏子降气汤***

《太平惠民和剂局方》

紫苏降气半夏归，前胡桂朴草姜随，
下虚上盛痰嗽喘，亦有加参贵合机。

【组成】紫苏子　半夏汤洗七次，各二两半（各 9g）　川当归去芦，两半（6g）　甘草爁，二两（6g）　前胡去芦

厚朴去粗皮，姜汁伴炒，各一两（各 6g） 肉桂去皮，一两半（3g）（加生姜二片，大枣一个，紫苏五叶同煎）

【功用】降气平喘，祛痰止咳。

【主治】上实下虚之喘咳证。

（1）病机：痰涎壅肺，肾阳不足。

（2）辨证要点：喘咳痰多，胸膈满闷，舌苔白滑或白腻，脉弦滑。

【方解】

君　紫苏子——降气平喘，化痰止咳

臣　半夏——燥湿化痰降逆

佐　厚朴——降逆平喘，宽胸除满

前胡——降气祛痰

肉桂——温肾助阳纳气

当归——既止咳逆上气，又养血补虚

佐使　生姜、大枣——调和脾胃

苏叶——宣肺散寒，与诸药相伍，降逆化痰之中兼宣肺气

甘草——和中益气，调和诸药

【重点】

1. 本方为治疗痰涎壅盛，上实下虚之喘咳的常用方。

2. 本方配伍特点为降以平上实，温以助下虚，肺肾兼顾，主以治上。

3. 使用注意：肺肾两虚无实证以及肺中有热者不宜使用。

定喘汤***

《摄生众妙方》

定喘白果与麻黄，款冬半夏白皮桑，
苏杏黄芩兼甘草，肺寒膈热喘哮尝。

【组成】白果去壳，砸碎，炒黄色，二十一个（9g）　麻黄三钱（9g）　苏子二钱（6g）　甘草一钱（3g）　款冬花三钱（9g）　杏仁去皮尖，一钱五分（4.5g）　桑皮蜜炙，三钱（9g）　黄芩微炒，一钱五分（4.5g）　法制半夏如无，用甘草汤泡七次，去脐用，三钱（9g）

【功用】宣肺降气，清热化痰。

【主治】痰热内蕴，风寒外束之哮喘。

（1）病机：素体痰多，复感风寒，郁而化热。

（2）辨证要点：咳喘气急，痰多色黄，苔黄腻，脉滑数。

【方解】

君　麻黄——疏散风寒，宣肺平喘
　　白果——敛肺定喘
臣　桑白皮——泻肺平喘
　　黄芩——清热化痰
佐　杏仁、苏子、款冬花、半夏——降气平喘，化痰止咳
使　甘草——调和诸药，止咳

【重点】

1. 本方是治疗痰热内蕴，风寒外束之哮喘的常用方。

2. 本方配伍特点为宣降清敛相伍，以适肺性，主以肃

降肺气。

3. 使用注意：白果去壳打碎炒黄，不能多食，“多食令人壅气”，一般 5 ～ 10 枚；虚喘、寒喘不宜使用。

旋覆代赭汤***

《伤寒论》

旋覆代赭用人参，半夏甘姜大枣临，
重以镇逆咸软痞，痞硬噫气力能禁。

【组成】旋覆花三两（9g） 人参二两（6g） 生姜五两（15g） 代赭石一两（3g） 甘草炙，三两（9g） 半夏洗，半升（9g） 大枣擘，十二枚（4 枚）

【功用】降逆化痰，益气和胃。

【主治】胃虚气逆痰阻证。

（1）病机：胃气虚弱，痰浊内阻。

（2）辨证要点：心下痞鞕，噫气频作，或呕吐，呃逆，苔白腻，脉缓或滑。

【方解】

君　旋覆花——下气消痰，降逆止噫

臣　代赭石——降逆止呃，下气消痰

佐　半夏——祛痰散结，降逆和胃

　　生姜——和胃降逆止呕，宣散水气以助祛痰之功

　　人参、大枣、炙甘草——益气健脾养胃

使　炙甘草——调和药性

【重点】

1. 本方为治疗胃虚痰阻气逆证之常用方。

2. 本方配伍特点为沉降相须，消补相伍，下气而无伤

正之虞。

3. 用量：重用生姜，轻用代赭石。

橘皮竹茹汤**

《金匮要略》

橘皮竹茹之呕呃，人参甘草枣姜益，
胃虚有热失和降，久病之后更相宜。

【组成】橘皮二升（12g）　竹茹二升（12g）　大枣三十枚（5枚）　生姜半斤（9g）　甘草五两（6g）　人参一两（3g）

【功用】降逆止呃，益气清热。

【主治】胃虚有热之呃逆。

（1）病机：胃虚有热，气机上逆。

（2）辨证要点：呃逆或呕吐，舌红嫩。

【方解】

君　橘皮——行气和胃
　　竹茹——清热和胃，降逆止呕
臣　生姜——和胃止呕
　　人参——益气补中
佐　大枣、甘草——益气补脾和胃
使　甘草——和中调药

【重点】

1. 本方为治疗胃虚有热，气逆不降之呃逆的常用方。

2. 配伍特点：降清补相伍，主以清降，清而不寒，补而不滞。

【小结】具体见表下12–1。

表下 12–1 理气方比较

方名	相同点	不同点
越鞠丸	舒畅气机	行气解郁。主治肝脾气机郁滞所致六郁之证
柴胡疏肝散		疏肝解郁，行气止痛。主治肝气郁滞之证
瓜蒌薤白白酒汤		通阳散结，行气祛痰。主治胸阳不振，痰气互结之胸痹
半夏厚朴汤		行气散结，降逆化痰。主治痰气互结之梅核气
枳实消痞丸		行气消痞，健脾和胃。主治脾虚气滞，寒热互结之证
厚朴温中汤		行气除满，温中燥湿。主治脾胃气滞寒湿之证
天台乌药散		行气疏肝，散寒止痛。主治寒凝气滞之小肠疝气
加味乌药散		行气活血，调经止痛。主治肝郁气滞之痛经
苏子降气汤	降气	降气平喘，祛痰止咳。主治上实下虚之喘咳证
定喘汤		宣肺降气，清热化痰。主治痰热内蕴，风寒外束之哮喘
旋覆代赭汤		降逆化痰，益气和胃。主治胃虚气逆痰阻之证
橘皮竹茹汤		降逆止呃，益气清热。主治胃虚有热之呃逆

附：理气剂复习思考题及答案（二维码 13）

第十三章　理血剂

1. 定义：凡以活血化瘀或止血作用为主，用于治疗瘀血证或出血证的方剂，统称为理血剂。

2. 分类及代表方

（1）活血祛瘀剂：代表方有桃核承气汤、血府逐瘀汤、补阳还五汤、复元活血汤、温经汤、生化汤、桂枝茯苓丸、失笑散。

（2）止血剂：代表方有十灰散、咳血方、小蓟饮子、槐花散、黄土汤。

3. 使用注意

（1）辨证求因，准确选方（寒热虚实）。

（2）剂型：新瘀证急，多用汤剂；久瘀证缓，多用丸散。

（3）上部出血忌升提，下部出血忌沉降。

（4）大出血有虚脱先兆者，当补气固脱。

（5）孕妇，月经过多，慎用活血祛瘀方。

第一节　活血祛瘀剂

桃核承气汤***

《伤寒论》

桃核承气硝黄草，少佐桂枝温通妙，
下焦蓄血小腹胀，泻热破瘀微利效。

【组成】桃仁去皮尖，五十个（12g）　大黄四两（12g）　桂枝去皮，二两（6g）　甘草炙，二两（6g）　芒硝二两（6g）

【功用】逐瘀泻热。

【主治】下焦蓄血证。

（1）病机：太阳表邪不解，循经入腑化热，瘀热互结于下焦。

（2）辨证要点：少腹急结，小便自利，脉沉实或涩。

【方解】

君　桃仁——活血破瘀
　　大黄——破瘀泻热
臣　桂枝——通行血脉
　　芒硝——泻热软坚
佐使　甘草——护胃安中，调和诸药

【重点】

1. 本方由调胃承气汤减芒硝之量，加桃仁、桂枝而成。

2. 本方配伍特点为寒热并用、瘀热并去、微利去邪。

3. 使用注意：孕妇禁用；表证未解，当先解表。

血府逐瘀汤***

《医林改错》

血府当归生地桃，红花枳壳草赤芍，
柴胡芎桔牛膝等，血化下行不作劳。
通窍全凭好麝香，桃红大枣与葱姜，
川芎黄酒赤芍药，表里通经第一方。
膈下逐瘀桃牡丹，赤芍乌药玄胡甘，
归芎灵脂红花壳，香附开郁血亦安。
少腹逐瘀小茴香，玄胡没药芎归姜，
官桂赤芍蒲黄脂，经暗腹痛快煎尝。
身痛逐瘀桃归芎，脂艽附羌与地龙，
牛膝红花没药草，通络止痛力量雄。

【组成】桃仁四钱（12g）　红花三钱（9g）　当归三钱（9g）　生地三钱（9g）　川芎一钱半（4.5g）　赤芍二钱（6g）　牛膝三钱（9g）　桔梗一钱半（4.5g）　柴胡一钱（3g）　枳壳二钱（6g）　甘草二钱（6g）

【功用】活血化瘀，行气止痛。

【主治】胸中血瘀证。

（1）病机：瘀血内阻胸部，气机郁滞。

（2）辨证要点：胸痛，头痛，痛有定处，舌暗红或有瘀斑，脉涩或弦紧。

【方解】

君　桃仁——破血行滞，润燥
　　红花——活血祛瘀止痛

臣　赤芍、川芎——活血祛瘀

牛膝——活血通经，引血下行

佐　生地黄、当归——养血益阴，清热凉血，

祛瘀而不伤正

桔梗——开宣肺气，载药上行

枳壳——行气宽胸

柴胡——疏肝理气，升举清阳

使　甘草——调和诸药

【重点】

1. 本方由桃红四物汤合四逆散（方中枳实易为枳壳）加牛膝、桔梗组成。

2. 本方配伍特点为气血并调、升降兼顾、活中寓养。

3. 使用注意：孕妇忌用。

补阳还五汤***

《医林改错》

补阳还五赤芍芎，归尾通经佐地龙，

四两黄芪为主药，血中瘀滞用桃红。

【组成】黄芪生，四两（120g） 归尾二钱（6g） 赤芍钱半（4.5g） 地龙去土，一钱（3g） 川芎一钱（3g） 红花一钱（3g） 桃仁一钱（3g）

【功用】补气活血通络。

【主治】气虚血瘀之中风。

（1）病机：正气亏虚，气虚血滞，脉络瘀阻。

（2）辨证要点：半身不遂，口眼㖞斜，舌暗淡，苔白，脉缓无力。

【方解】

君　　生黄芪——补益元气，气旺血行

臣　　当归尾——活血通络而不伤血

佐　　赤芍——活血祛瘀

　　　川芎——活血祛瘀

　　　桃仁——活血祛瘀

　　　红花——活血祛瘀

佐使　地龙——通经活络，引药入络

【重点】

1. 配伍特点：重用补气，佐以活血，气旺血行，补而不滞。

2. 用量：黄芪重用，多生用，宜先用小量（30～60g），不效者逐渐增量。

3. 使用注意：久服缓治，坚持疗程，配合针灸、理疗、锻炼综合疗法；必须神志清醒，体温正常；痰阻，肝风、阴虚血热者忌用。

复元活血汤**

《医学发明》

复元活血酒军柴，桃红归甲蒌根甘，
祛瘀疏肝又通络，损伤瘀痛加酒煎。

【组成】柴胡半两（15g）　栝楼根　当归各三钱（各9g）　红花　甘草　穿山甲炮，各二钱（各6g）　大黄酒浸，一两（18g）　桃仁酒浸，去皮尖，研如泥，五十个（15g）（加酒煎服）

【功用】活血祛瘀，疏肝通络。

【主治】跌打损伤，瘀血阻滞证。

（1）病机：跌打损伤，瘀血滞留于胁下，气机阻滞。

（2）辨证要点：胁肋瘀肿疼痛，痛不可忍。

【方解】

君　酒大黄——荡涤凝瘀败血

　　柴胡——疏肝行气，引药入经

臣　桃仁、红花——活血祛瘀，消肿止痛

　　穿山甲——破瘀通络，消肿散结

佐　当归——补血活血

　　栝楼根（天花粉）——消瘀散结，清热消肿

使　甘草——缓急止痛，调和诸药

【重点】

1. 用法：水酒同煎，水：酒 =3：1，加速血行，使药力速达病所，助祛瘀之力；粗末再煎，有利于充分发挥药效。

2. 配伍特点：破瘀疏肝通络合法，升降相合，气血并调。

3. 服药后应“以利为度”，“得利痛减”，不必尽剂；孕妇忌服。

温经汤***

《金匮要略》

温经汤用萸桂芎，归芍丹皮姜夏冬，

参草益脾胶养血，调经重在暖胞宫。

【组成】吴茱萸三两（9g）　当归二两（6g）　芍药二两（6g）　芎䓖二两（6g）　人参二两（6g）　桂枝二两（6g）　阿胶二两（6g）　牡丹皮去心，二两（6g）　生姜二两（6g）

甘草二两（6g）　半夏半升（6g）　麦冬去心，一升（9g）

【功用】温经散寒，养血祛瘀。

【主治】冲任虚寒，瘀血阻滞证。

（1）病机：冲任血虚，寒邪乘虚入侵冲任，寒凝血瘀。

（2）辨证要点：月经不调，小腹冷痛，经有瘀块，时有烦热，舌质暗红，脉细涩。

【方解】

君　吴茱萸、桂枝——温经散寒，行血通脉

臣　当归、川芎、芍药——活血祛瘀，养血调经

佐　牡丹皮——活血祛瘀，清退虚热

阿胶——养血止血，滋阴润燥

麦冬——养阴清热

人参、甘草——益气健脾

半夏——通降胃气

生姜——温胃散寒

使　甘草——调和诸药

【重点】

1. 配伍特点：温清补消并用，以温经化瘀为主；温而不燥，刚柔相济。

2. 使用原则：凡冲任虚寒，瘀血阻滞之月经不调，表现症状提前、推后、数行、崩漏、痛经、闭经或宫寒不孕均可使用。

生化汤***

《傅青主女科》

生化汤是产后方，归芎桃草酒炮姜，

消瘀活血功偏擅，止痛温经效亦彰。

【组成】全当归八钱（24g） 川芎三钱（9g） 桃仁去皮尖，研，十四枚（6g） 干姜炮黑，五分（2g） 甘草炙，五分（2g）（黄酒、童便各半煎服）

【功用】养血活血，温经止痛。

【主治】血虚寒凝，瘀血阻滞证。

（1）病机：产后血虚寒凝，瘀血内阻。

（2）辨证要点：产后恶露不行，小腹冷痛。

【方解】

君　全当归——补血活血，化瘀生新

臣　川芎——活血行气

　　桃仁——活血祛瘀

佐　炮姜——散寒止痛，温经止血

　　黄酒——温通血脉，以助药力

使　炙甘草——和中缓急，调和诸药

【重点】

1. 妇人产后多虚、多寒、多瘀，本方作用特点重在温、补、行，故为妇女产后常用方。有些地区民间习惯作为产后必服之剂，但毕竟是化瘀之方，且药性偏温，故应以产后血虚而有瘀滞偏寒者为宜。

2. 用量：重用全当归。

3. 配伍特点：补消温相伍，养血活血之中寓祛瘀生新之法。

4. 注意事项：产后血热而有瘀滞者禁用。

桂枝茯苓丸**

《金匮要略》

《金匮》桂枝茯苓丸，芍药桃仁和牡丹，
等分为末蜜丸服，活血化瘀癥块散。

【组成】桂枝　茯苓　丹皮去心　桃仁去皮尖，熬　芍药各等分（各6g）（炼蜜和丸）

【功用】活血化瘀，缓消癥块。

【主治】瘀阻胞宫证。

（1）病机：瘀阻胞宫。

（2）辨证要点：少腹宿有癥块，腹痛拒按，或下血色晦暗而夹有瘀块，舌质紫暗，脉沉涩。

【方解】

君　桂枝——温通血脉，以行瘀滞

臣　桃仁——活血破瘀，散结消癥

　　丹皮——活血破瘀，散结消癥，凉血以清瘀热

佐　芍药——养血和血，缓急止痛

　　茯苓——渗湿健脾

使　白蜜——缓和诸破泄药之力

【重点】

1. 配伍特点：温通活血之中寓凉血养血之法，消补并行，渐消缓散。

2. 使用注意：应从小剂量开始，不知渐加；中病即止，不可久服；正常妊娠下血者慎用；阴道下血较多，腰酸腹痛较甚者，非本方所宜。

失笑散**

《太平惠民和剂局方》

失笑灵脂蒲黄共，等量为散酽醋冲，
瘀滞心腹时作痛，祛瘀止痛有奇功。

【组成】蒲黄炒香　五灵脂酒研，淘去沙土，各等分（各6g）

【功用】活血祛瘀，散结止痛。

【主治】瘀血疼痛证。

（1）病机：瘀血内停。

（2）辨证要点：心腹刺痛，或妇人月经不调，少腹急痛。

【方解】

五灵脂——通利血脉，散瘀止痛

蒲黄——化瘀散结止痛

【重点】

1. 配伍特点：独取祛瘀止痛之品，药简力专。

2. 用法中调以米醋，或用黄酒冲服，乃取其活血脉、行药力、化瘀血，以增活血止痛之功，且制五灵脂气味之腥臊。

3. 本方为治疗瘀血疼痛之基础方，尤以肝经血瘀者为宜。

4. 使用注意：五灵脂易败胃，脾胃虚弱者及月经期妇女慎用；孕妇禁用。

第二节　止血剂

十灰散***

《十药神书》

十灰散用十般灰，柏茅茜荷丹榈煨，
二蓟栀黄各炒黑，上部出血势能摧。

【组成】大蓟　小蓟　荷叶　侧柏叶　茅根　茜根　山栀　大黄　牡丹皮　棕榈皮各等分（各9g）（白藕捣汁或萝卜汁磨京墨半碗调服）

【功用】凉血止血。

【主治】血热妄行之上部出血证。

（1）病机：火热炽盛，气火上冲，迫血妄行，上走诸窍。

（2）辨证要点：上部出血，血色鲜红，舌红，脉数。

【方解】

君　大蓟、小蓟——凉血止血，活血祛瘀

臣　荷叶、侧柏叶——凉血止血

白茅根、茜根——凉血止血

棕榈皮——收涩止血

佐　栀子、大黄——清热泻火

牡丹皮——凉血祛瘀

藕汁——清热凉血散瘀

萝卜汁——降气清热以助止血

京墨——收涩止血

【重点】

1. 方中药物皆“烧炭”，但应注意“存性”；用藕汁或萝卜汁磨京墨调服。

2. 配伍特点：凉中寓散，清降结合，标本兼顾。

3. 使用原则：用于血热妄行的上部出血证，如吐血、咳血、咯血、衄血。

4. 使用注意：血止之后，当审因图本，以巩固疗效；虚寒性出血者禁用本方。

咳血方**

《丹溪心法》

咳血方中诃子收，瓜蒌海粉山栀投，

青黛蜜丸口噙化，咳嗽痰血服之瘳。

【组成】青黛（6g） 瓜蒌仁（9g） 诃子（6g） 海粉（9g） 山栀（9g）（原著本方无用量）

【功用】清肝宁肺，凉血止血。

【主治】肝火犯肺之咳血证。

（1）病机：肝火犯肺，灼伤肺络。

（2）辨证要点：咳痰带血，胸胁作痛，舌红苔黄，脉弦数。

【方解】

君　青黛——清肝泻火，凉血止血

　　山栀子——清热凉血，泻火除烦

臣　瓜蒌仁——清热化痰，润肺止咳

　　海粉——清肺降火，软坚化痰

佐　诃子——清降敛肺，化痰止咳

【重点】

1. 配伍特点：肝肺同治，主以清肝，寓止血于清泻之中。

2. 使用注意：肺肾阴虚及脾虚便溏者忌用。

小蓟饮子***

《济生方》，录自《玉机微义》

小蓟饮子藕蒲黄，木通滑石生地襄，
归草黑栀淡竹叶，血淋热结服之良。

【组成】生地黄　小蓟　滑石　木通　蒲黄　藕节　淡竹叶　当归　山栀子　甘草各等分（各9g）

【功用】凉血止血，利水通淋。

【主治】热结下焦之血淋、尿血。

（1）病机：下焦瘀热，损伤膀胱血络，气化失司。

（2）辨证要点：尿中带血，小便赤涩热痛，舌红，脉数。

【方解】

君　小蓟——凉血止血，利尿通淋

臣　生地黄——凉血止血，养阴清热
　　藕节、蒲黄——凉血止血，活血化瘀

佐　滑石、竹叶、木通——清热利水通淋
　　栀子——清热泻火
　　当归——养血和血，引血归经

使　甘草——缓急止痛，调和诸药

【重点】

1. 配伍特点：凉血清利合法，止中寓行，利中寓养。

2. 使用注意：方中药物多属寒凉通利之品，只适用于实热证；病久兼寒或阴虚火动或气虚不摄者，均不宜使用。

槐花散**

《普济本事方》

槐花侧柏荆枳壳，等分为末米饮调，

清肠止血又疏风，血热肠风脏毒疗。

【组成】槐花炒　柏叶杵，焙　荆芥穗　枳壳麸炒，各等分（各 9g）

【功用】清肠止血，疏风行气。

【主治】肠风、脏毒。

（1）病机：风热湿毒，壅遏肠道，损伤血络。

（2）辨证要点：便血，血色鲜红，舌红，脉数。

【方解】

君　槐花——清大肠湿热，凉血止血

臣　侧柏叶——清热凉血，燥湿收敛

佐　荆芥穗——疏风止血

　　枳壳——行气宽肠

【重点】

配伍特点：寓行气于止血之中，寄疏风于清肠之内，相反相成。

黄土汤***

《金匮要略》

黄土汤中芩地黄，术附阿胶甘草尝，

温阳健脾能摄血，便血崩漏服之康。

【组成】甘草　干地黄　白术　附子炮　阿胶　黄芩各三两（各9g）　灶心黄土半斤（30g）

【功用】温阳健脾，养血止血。

【主治】脾阳不足，脾不统血证。

（1）病机：脾阳不足，统摄无权。

（2）辨证要点：血色暗淡，四肢不温，舌淡苔白，脉沉细无力。

【方解】

君　灶心黄土（伏龙肝）——温中收涩止血

臣　白术、附子——温阳健脾

佐　干地黄、阿胶——滋阴养血止血

　　黄芩——止血，制约术、附温燥伤血之弊

使　甘草——调药和中

【重点】

1. 配伍特点：标本同治，寒热并用，刚柔相济，温阳而不伤阴，滋阴而不碍阳。

2. 使用注意：实热阳证（出血鲜红，脉数）不宜。

3. 灶心黄土当另包煎。

【小结】具体见表下13–1。

表下 13–1　理血方比较

方名	相同点	不同点
桃核承气汤	活血祛瘀	破瘀下瘀，力强效速。主瘀热相结之实证、重证
血府逐瘀汤		活血行气，善行胸中。主足厥阴肝经血瘀气滞证
补阳还五汤		大补元气，活血通络。主气虚血行过缓之中风证
复元活血汤		逐瘀行气，通络止痛。主瘀留肝经胁下痛剧青紫
温经汤		重在温养，佐以祛瘀。主冲任虚寒瘀血阻滞之证
生化汤		温经养血，化瘀止痛。主虚寒瘀滞产后腹痛名方
桂枝茯苓丸		活血化瘀，缓消癥块。主瘀血癥块留结胞宫之证
失笑散		活血祛瘀，散结止痛。主瘀血疼痛诸证之基础方
十灰散	止血	重在凉血，兼降火收涩。主血热妄行之上部出血
咳血方		重在凉血，兼清肝宁肺。主肝火灼肺之咳血证
小蓟饮子		重在凉血，兼利尿通淋。主热结下焦之血淋尿血
槐花散		重在凉血，兼疏风宽肠。主肠风脏毒之便血实证
黄土汤		重在温阳，兼收涩养血。主阳虚失统之便崩吐衄

附：理血剂复习思考题及答案（二维码 14）

第十四章　治风剂

1. 定义：以辛散祛风药或滋潜息风药为主组成，具有疏散外风或平息内风作用，用治风病的方剂，称为治风剂。

2. 分类及代表方

（1）疏散外风剂：代表方如川芎茶调散。

（2）平息内风剂：代表方如羚角钩藤汤、天麻钩藤饮、大定风珠。

3. 使用注意

（1）辨内外之风（内风病证误用散风法，则会发生痉厥不止，阳亢更甚；外风病证误用滋潜息风，可使表邪不解甚或内陷）及寒热虚实，准确选方。

（2）阴虚津少者慎用疏散外风剂（因疏散外风剂多温燥、升阳，易伤津助火）。

第一节　疏散外风剂

川芎茶调散***

《太平惠民和剂局方》

川芎茶调有荆防，辛芷薄荷甘草羌，
目昏鼻塞风攻上，偏正头痛悉能康。

【组成】薄荷叶不见火，八两（12g）　川芎　荆芥去梗，各四两（各 12g） 细辛去芦，一两（3g） 防风去芦，一两半（4.5g） 白芷 羌活 甘草爁，各二两（各 6g）（食后茶清调下）

【功用】疏风止痛。

【主治】外感风邪头痛。

（1）病机：风邪外袭，上犯头目。

（2）辨证要点：头痛，鼻塞，舌苔薄白，脉浮。

【方解】

君	川芎——祛风行血止痛
臣	薄荷——疏散清利头目
佐	羌活——疏风止痛，善治太阳经头痛
	细辛——散寒止痛
	白芷——疏风止痛，善治阳明头痛
	荆芥、防风——疏风解表止痛
佐使	茶叶——清利头目，防风药温燥
使	炙甘草——调和诸药

【重点】

1. 药量特点：薄荷重用八两，且不见火。

2. 用法特点：研细末，食后清茶调下。

3. 使用注意：气血、肝肾亏损，阳亢，实火上攻不宜。

第二节　平息内风剂

羚角钩藤汤***

《通俗伤寒论》

羚角钩藤菊花桑，地芍贝茹神草襄，
凉肝息风又养阴，肝热生风急煎尝。

【组成】羚角片先煎，一钱半（4.5g）霜桑叶二钱（6g）京川贝去心，四钱（12g）鲜生地五钱（15g）双钩藤后入，三钱（9g）滁菊花三钱（9g）茯神木三钱（9g）生白芍三钱（9g）生甘草八分（3g）淡竹茹鲜刮，与羚羊角先煎代水，五钱（15g）

【功用】凉肝息风，增液舒筋。

【主治】肝热生风证。

（1）病机：肝经热盛，灼伤津液，筋脉失养。

（2）辨证要点：高热烦躁，手足抽搐，舌绛而干，脉弦数。

【方解】

君　羚羊角——凉肝息风，清热解痉
　　钩藤——清热平肝，息风定惊

臣　桑叶、菊花——清热凉肝
　　白芍、生甘草、生地——养阴增液，柔筋缓急

佐　竹茹、贝母——清热化痰
　　茯神——宁心安神

使　甘草——调和诸药

【重点】

1. 本方配伍用药以凉肝息风为主，兼顾养阴、化痰、安神。因肝经热甚，一方面灼伤津液，同时又木火刑金，灼津成痰，热扰心神，故如此配伍用药。

2. 本方重在息风治标，而凉肝清热不足。

3. 羚羊角宜锉粉冲服。

镇肝息风汤***

《医学衷中参西录》

镇肝息风芍天冬，玄参龟板赭茵从，

龙牡麦芽膝草楝，肝阳上亢能奏功。

【组成】怀牛膝一两（30g） 生赭石轧细，一两（30g） 生龙骨捣碎，五钱（15g） 生牡蛎捣碎，五钱（15g） 生龟板捣碎，五钱（15g） 生杭芍五钱（15g） 玄参五钱（15g） 天冬五钱（15g） 川楝子捣碎，二钱（6g） 生麦芽二钱（6g） 茵陈二钱（6g） 甘草钱半（4.5g）

【功用】镇肝息风，滋阴潜阳。

【主治】类中风。

（1）病机：肝肾阴虚，肝阳偏亢，肝风内动，气血逆乱，并走于上。

（2）辨证要点：头目眩晕，脑部热痛，面色如醉，脉弦长有力。

【方解】

君　怀牛膝——滋养肝肾，引血下行，折其阳亢

臣　代赭石——重镇平肝潜阳

　　生龙骨、牡蛎——镇肝息风潜阳

佐　生龟板、玄参、天冬、白芍——滋养阴液，
益阴潜阳

茵陈、生麦芽、川楝子——疏泄肝气，
清泄肝阳之有余
益胃和中，防金石类药物
碍胃

使　甘草——调和诸药

【重点】

1. 重用怀牛膝、代赭石（参考剂量：30g）。

2. 七药生用：代赭石、龙骨、牡蛎、龟板、芍药、麦芽、甘草。有利于潜阳。

3. 镇肝息风时，不忘疏肝益胃：一则肝为刚脏，将军之官，性喜条达而恶抑郁，用药不可过于强制，否则激发其反动之力，欲速则不达，故在大剂量潜阳的前提下佐以条肝，有利于潜阳；二则因金石类药物易伤胃气。

4. 应用原则：神志清醒，脉弦。

5. 配伍特点：镇潜并用，滋疏并投，标本兼顾。

大定风珠***

《温病条辨》

大定风珠鸡子黄，麦地草胶芍麻仁，
三甲并同五味子，滋阴息风是妙方。

【组成】生白芍六钱（18g）　阿胶三钱（9g）　生龟板四钱（12g）　干地黄六钱（18g）　麻仁二钱（6g）　五味子二钱（6g）　生牡蛎四钱（12g）　麦冬连心，六钱（18g）　炙甘草四钱（12g）　鸡子黄生，二枚（2个）　鳖甲生，四

钱（12g）

【功用】滋阴息风。

【主治】阴虚风动证。

（1）病机：温邪久留，灼伤真阴；或误汗妄攻，重伤真阴。

（2）辨证要点：神倦瘛疭，舌绛苔少，脉虚弱。

【方解】

君　鸡子黄、阿胶——滋阴养液以息风

臣　生白芍、干地黄、麦冬——滋水涵木，柔肝濡筋

佐　龟板、鳖甲、牡蛎——滋阴潜阳，重镇息风

　　麻仁——养阴润燥

　　五味子——收敛真阴，配白芍、甘草酸甘化阴

使　炙甘草——调和诸药

【重点】

1. 鸡子黄（用法）：每剂鸡子黄两个，入汤药中搅匀顿服，不可入煎。

2. 配伍特点：重在滋养治本，佐以潜阳治标。

【小结】具体见表下 14–1。

表下 14–1　治风方比较

方名	相同点	不同点
川芎茶调散	疏散外风，主治外风病	疏风止痛。治疗外感风邪头痛之常用方
消风散		疏风除湿，清热养血。治疗风疹、湿疹之常用方

续表

方名	相同点	不同点
镇肝熄风汤	平息内风，主治内风病	镇肝潜阳息风之力强，并善引血下行。多用于肝肾阴虚，肝阳上亢，风阳上扰，气血升逆之证
天麻钩藤饮		清热活血安神。常用于肝阳偏亢，肝风上扰之证
羚角钩藤汤		清热凉肝息风之力大，兼止痉。用于肝经热盛，热极动风之证
大定风珠		滋阴息风。适用于温病后期，热灼真阴，虚风内动之手足瘈疭

附：治风剂复习思考题及答案（二维码 15）

第十五章　治燥剂

1. 定义：凡以轻宣辛散或甘凉滋润的药物为主组成，具有轻宣外燥或滋阴润燥等作用，以治疗燥证的方剂，统称治燥剂。

2. 分类及代表方

（1）轻宣外燥剂：代表方如杏苏散、清燥救肺汤。

（2）滋养内燥剂：代表方如麦门冬汤、百合固金汤。

3. 使用注意

（1）辨清内燥证和外燥证，内外燥证彼此相关，燥邪易伤阴液，往往形成内燥，出现内燥证与外燥证并见，故应兼顾治疗。

（2）治燥多用润剂，脾胃阳虚或气滞血瘀证不宜使用。

（3）本类方剂多禁辛香苦燥之品，故辛香耗津，苦寒化燥之品，燥证不宜用。

第一节　轻宣外燥剂

杏苏散**

《温病条辨》

杏苏散内夏陈前，苓草枳桔姜枣研，
轻宣温润治凉燥，咳止痰化病自痊。

【组成】苏叶（9g）　半夏（9g）　茯苓（9g）　甘草（3g）　前胡（9g）　苦桔梗（6g）　枳壳（6g）　生姜（3片）　橘皮（6g）　大枣去核（3枚）　杏仁（9g）（原著本方无用量）

【功用】轻宣凉燥，理肺化痰。

【主治】外感凉燥证。

（1）病机：凉燥外袭，肺气不宣，痰湿内阻。

（2）辨证要点：恶寒无汗，咳嗽痰稀，咽干，苔白，脉弦。

【方解】

君　杏仁——降肺化痰止咳

　　苏叶——解肌发表，轻宣凉燥

臣　前胡——疏风降气化痰

　　桔梗、枳壳——理气宽胸

佐　半夏、橘皮、茯苓、甘草——理气健脾化痰

　　生姜、大枣——调和营卫

使　甘草——调和诸药

【重点】

本方苦温与辛甘合用，正合凉燥治以苦温，佐以甘辛的原则，体现《内经》“燥淫于内，治以苦温，佐以苦辛”的治疗原则。

清燥救肺汤**

《医门法律》

清燥救肺参草杷，石膏胶杏麦胡麻，
经霜收下冬桑叶，清燥润肺效可夸。

【组成】桑叶经霜者，去枝、梗，净叶，三钱（9g） 石膏煅，二钱五分（7.5g） 甘草一钱（3g） 人参七分（2g） 胡麻仁炒，研，一钱（3g） 真阿胶八分（2.5g） 麦门冬去心，一钱二分（3.5g） 杏仁泡，去皮尖，炒黄，七分（2g） 枇杷叶刷去毛，蜜涂，炙黄，一片（3g）

【功用】清燥润肺，益气养阴。

【主治】温燥伤肺证。

（1）病机：温燥伤肺，气阴两伤。

（2）辨证要点：身热，干咳无痰，气逆而喘，舌红少苔，脉虚大而数。

【方解】

君　桑叶——清泄肺燥、宣肺止咳

臣　石膏——清泄肺热

　　麦冬——养阴润肺

佐　人参、甘草——益气生津

　　胡麻仁、阿胶——养阴润肺

　　杏仁、枇杷叶——苦降肺气

使　甘草——调和诸药

【重点】

1. 配伍特点：清宣凉润，避用辛香苦燥，使宣中有清、清中有润，达到清不伤正、救肺不助邪作用。

2. 用量特点：用量轻，寒凉不沉，滋而不腻。

3. 用法特点：少量频服，使药力轻举走上，体现“治上焦如羽，非轻不举”用法特点。

第二节　滋润内燥剂

麦门冬汤**

《金匮要略》

麦门冬汤用人参，枣草粳米半夏存，
肺痿咳逆因虚火，清养肺胃又下气。

【组成】麦门冬七升（42g）　半夏一升（6g）　人参三两（9g）　甘草二两（6g）　粳米三合（6g）　大枣十二枚（4枚）

【功用】滋养肺胃，降逆下气。

【主治】

1. 虚热肺痿。

（1）病机：肺胃燥热，津液不足，气火上逆，肺失所养。

（2）辨证要点：咳嗽气喘，咽喉不利，咯痰不爽，或咳吐涎沫，口干咽燥，手足心热，舌红少苔，脉虚数。

2. 胃阴不足证。

（1）病机：胃阴不足，胃有虚热。

（2）辨证要点：呕吐，纳少，呃逆，口渴咽干，舌红少苔，脉虚数。

【方解】

君　麦门冬——清肺胃之热，养肺胃之阴

臣　半夏——降逆化痰止呕，开胃行津以润肺，
防麦冬滋腻壅滞

佐　人参——健脾补气，生化津液，上润于肺

　　甘草、粳米、大枣——合人参和中滋液，
　　　　　　　　　　　培土生金

使　甘草——调和诸药

【重点】

1. 配伍特点：一是体现“培土生金”法；二是于大量甘润剂中少佐辛燥之品，主从有序，润燥得宜，俾滋而不腻、燥不伤津。

2. 用量：重用麦冬 7 升，轻用半夏 1 升，两者之间比为 7 : 1。

百合固金汤 **

《慎斋遗书》

百合固金二地黄，玄参贝母桔草藏，
麦冬芍药当归配，喘咳痰血肺家伤。

【组成】熟地　生地　归身各三钱（各 9g）　白芍　甘草各一钱（各 3g）　桔梗　玄参各八分（各 3g）　贝母　麦冬　百合各一钱半（各 6g）

【功用】滋润肺肾，止咳化痰。

【主治】肺肾阴亏，虚火上炎证。

（1）病机：肺肾阴亏，虚火上炎。

（2）辨证要点：咳嗽气喘，咽喉燥痛，舌红少苔，脉细数。

【方解】

君　　生地、熟地——滋补肾阴，养肺阴，
　　　　　　　　　兼能补血、凉血

臣　　百合、麦冬——滋养肺阴，润肺止咳

玄参——滋肾阴，降虚火

佐　贝母——清热润肺，化痰止咳

桔梗——载药上行，化痰散结，利咽喉

当归、白芍——补血敛肺止咳

佐使　甘草——调和诸药，与桔梗相伍以利咽喉

【重点】

配伍特点：主以甘寒，肺肾同治，金水相生，润中寓清。

【小结】具体见表下 15–1。

表下 15–1　治燥方比较

方名	相同点	不同点
杏苏散	清宣外燥，用于外燥证	轻宣凉燥，理肺化痰。适用于外感凉燥
桑杏汤		清宣温燥。用于温燥外袭，肺津受灼之轻证
清燥救肺汤		清燥润肺，养阴益气。用于燥热伤肺，气阴两伤之重证
增液汤	滋阴润燥，用于内燥证	增液润燥。多用治内伤阴虚液亏诸证
麦门冬汤		清养肺胃，降逆下气。主治虚热肺痿证，胃阴不足证
养阴清肺汤		重在养阴清肺，兼解毒利咽。主治白喉和阴虚燥热所致的咽喉肿痛
百合固金汤		滋养肺肾，止咳化痰。多用于肺肾阴亏，虚火上炎所致的咳嗽痰血证

附：治燥剂复习思考题及答案（二维码 16）

第十六章　祛湿剂

1. 定义： 凡以化湿利水，通淋泄浊等作用为主，用以治疗水湿病证的方剂，统称为祛湿剂。

2. 分类及代表方

（1）化湿和胃，代表方为平胃散。

（2）清热祛湿，代表方为茵陈蒿汤。

（3）利水渗湿，代表方为五苓散。

（4）温化寒湿，代表方为苓桂术甘汤。

（5）祛湿化浊，代表方为完带汤。

（6）祛风胜湿，代表方为独活寄生汤。

3. 使用注意

（1）素体阴血不足，或病后体弱及孕妇等应慎用。

（2）常配理气药同用，所谓“湿聚则气滞，气行则湿化”。

第一节　化湿和胃剂

平胃散***

《简要济众方》

平胃散用朴陈皮，苍术甘草姜枣齐，
燥湿运脾除胀满，调胃和中此方宜。

【组成】苍术去黑皮，捣为粗末，炒黄色，四两（12g）　厚朴去粗皮，涂生姜汁，炙令香熟，三两（9g）　陈橘皮洗令净，焙干，二两（6g）　甘草炙黄，一两（3g）（加生姜二片，大枣二枚同煎）

【功用】燥湿运脾，行气和胃。

【主治】湿滞脾胃证。

（1）病机：湿阻中焦，围困脾阳，运化失常。

（2）辨证要点：脘腹胀满，舌苔白腻而厚。

【方解】

君　　苍术——燥湿运脾

臣　　厚朴——燥湿除满

佐　　陈皮——理气燥湿

佐使　炙甘草——甘缓和中，调和诸药

【重点】

1. 用法特点：煎煮时少加生姜、大枣以补脾和胃。

2. 配伍特点：苦辛芳香温燥，主以燥化，辅以行气；主以运脾，兼以和胃。

3. 使用注意：阴津不足或脾胃虚弱者及孕妇不宜使用。

藿香正气散***

《太平惠民和剂局方》

藿香正气大腹苏，甘桔陈苓术朴俱，

夏曲白芷加姜枣，感伤岚瘴并能祛。

【组成】大腹皮　白芷　紫苏　茯苓去皮，各一两（各3g）　半夏曲　白术　陈皮去白　厚朴去粗皮，姜汁炙　苦桔梗各二两（各6g）　藿香去土，三两（9g）　甘草炙，二

两半（6g）（加姜三片，枣一枚同煎）

【功用】解表化湿，理气和中。

【主治】外感风寒，内伤湿滞证。

（1）病机：风寒束表，湿阻中焦，气机阻滞，肠胃失调。

（2）辨证要点：恶寒发热，上吐下泻，舌苔白腻。

【方解】

君　藿香——外散风寒，内化湿浊，辟秽和中

臣　半夏曲、陈皮——理气燥湿，和胃降逆止呕

　　白术、茯苓——健脾助运，除湿和中止泻

佐　紫苏——解表散寒，行气止呕

　　白芷——解表散寒，燥湿化浊

　　大腹皮、厚朴——行气化湿，畅中行滞

　　桔梗——宣肺利膈，解表化湿

　　生姜、大枣——外和营卫，内调脾胃

使　甘草——调和诸药

【重点】

1. 用量特点：重用藿香三两。

2. 用法特点：研细末，加生姜、大枣同煎。如欲出汗，加衣盖被。

3. 配伍特点：表里同治而以除湿治里为主，脾胃同调而以升清降浊为要。

4. 使用注意：霍乱吐泻属湿热证者禁服。

第二节　清热祛湿剂

茵陈蒿汤***

《伤寒论》

茵陈蒿汤治阳黄，栀子大黄组成方，
栀子柏皮加甘草，茵陈四逆治阴黄。

【组成】茵陈六两（18g）　栀子十四枚（12g）　大黄去皮，二两（6g）

【功用】清热利湿退黄。

【主治】黄疸（阳黄）。

（1）病机：湿热壅结，熏蒸肝胆，胆汁泛溢。

（2）辨证要点：一身面目俱黄，黄色鲜明，舌苔黄腻，脉沉数或滑数有力。

【方解】

君　茵陈——清热利湿退黄

臣　栀子——清肝胆，利三焦

佐　大黄——通便降泄瘀热

【重点】

1. 用量特点：重用茵陈六两。

2. 用法特点：栀子生用，大黄无须后下。

3. 配伍特点：苦寒清利通腑，分消退黄，药简效宏。

4. 使用注意：服本方后，以小便增多，且尿色黄赤为效。

八正散***

《太平惠民和剂局方》

八正木通与车前，萹蓄大黄滑石研，

草梢瞿麦兼栀子，煎加灯草痛淋蠲。

【组成】车前子　瞿麦　萹蓄　滑石　山栀子仁　甘草炙　木通　大黄面裹煨，去面，切，焙，各一斤（各9g）（入灯心同煎）

【功用】清热泻火，利水通淋。

【主治】热淋。

（1）病机：湿热蕴结，膀胱不利。

（2）辨证要点：尿频尿急，溺时涩痛，舌苔黄腻，脉滑数。

【方解】

君　滑石——清热利湿，利水通淋

　　木通——上清心火，下利湿热

臣　萹蓄、瞿麦、车前子——清热利水通淋

佐　栀子——清泄三焦

　　大黄——泄热通腑

佐使　炙甘草——调和诸药，清热缓急

【重点】

1. 用法特点：研为散，加灯心煎，食后临卧服，小儿量力与之。

2. 配伍特点：集寒凉降泄之品，纳通腑于清利之中。

3. 使用注意：不宜久服；淋证日久，体质素虚及孕妇忌用。

三仁汤***

《温病条辨》

三仁杏蔻薏苡仁，朴夏通草滑竹伦，

水用甘澜扬百遍，湿温初起法堪遵。

【组成】杏仁五钱（15g） 飞滑石六钱（18g） 白通草二钱（6g） 白蔻仁二钱（6g） 竹叶二钱（6g） 厚朴二钱（6g） 生薏苡仁六钱（18g） 半夏五钱（15g）

【功用】宣畅气机，清利湿热。

【主治】湿温初起或暑温夹湿之湿重于热证。

（1）病机：湿邪郁遏，弥漫三焦。

（2）辨证要点：头痛恶寒，身重疼痛，午后身热，苔白不渴。

【方解】

君　滑石——清热利湿，解暑

臣　杏仁——降气调肺以宣上

　　白蔻仁——化湿行气以畅中

　　薏苡仁——淡渗利湿以渗下

佐　通草、竹叶——利湿清热以助渗下

　　半夏、厚朴——理气燥湿以助畅中

【重点】

1. 用法特点：甘澜水煎服。

2. 配伍特点：芳化苦燥寒清同用，宣上畅中渗下并行。

3. 使用注意：禁汗、禁下、禁润。

甘露消毒丹**

《医效秘传》

甘露消毒蔻藿香，茵陈滑石木通菖，
芩翘贝母射干薄，暑疫湿温为末尝。

【组成】飞滑石十五两（15g） 淡黄芩十两（10g） 绵茵陈十一两（11g） 石菖蒲六两（6g） 川贝母 木通各五两（各5g） 藿香 连翘 白蔻仁 薄荷 射干各四两（各4g）

【功用】利湿化浊，清热解毒。

【主治】湿温时疫之湿热并重证。

（1）病机：湿热疫毒，蕴于气分。

（2）辨证要点：身热肢酸，口渴尿赤，或咽痛身黄，舌苔白腻或微黄。

【方解】

君　滑石——利水渗湿，清热解暑
　　茵陈——清利湿热退黄
　　黄芩——清热燥湿，泻火解毒
臣　白豆蔻、石菖蒲、藿香——行气化湿，悦脾和中
佐　连翘、薄荷、射干、贝母——清热解毒，透邪散结，消肿利咽
　　木通——清热通淋

【重点】

1. 本方被誉为“治湿温时疫之主方”。

2. 配伍特点：苦寒芳化渗利同用，上解中化下利并行。

连朴饮**

《霍乱论》

连朴饮用香豆豉，菖蒲半夏焦山栀，

芦根厚朴黄连入，湿热霍乱此方施。

【组成】制厚朴二钱（6g）　川连姜汁炒　石菖蒲　制半夏各一钱（各3g）　香豉炒　焦栀各三钱（各9g）　芦根二两（60g）

【功用】清热化湿，理气和中。

【主治】湿热霍乱。

（1）病机：湿热内蕴，脾胃升降失常。

（2）辨证要点：呕吐泄泻，胸脘痞闷，舌苔黄腻，脉濡数。

【方解】

君　芦根——清热生津，和胃止呕

臣　黄连——清热燥湿，和胃止呕

　　厚朴——宣畅气机，化湿行滞

佐　半夏——燥湿，和胃降逆止呕

　　栀子——清热利水

　　石菖蒲——芳香化湿醒脾

　　淡豆豉——宣郁除烦

【重点】

配伍特点：苦辛合法，寒温并用，清化降利以和中。

当归拈痛汤（又名拈痛汤）**

《医学启源》

当归拈痛羌防升，猪泽茵陈芩葛朋，
二术苦参知母草，疮疡湿热服皆应。

【组成】羌活半两（15g） 防风三钱（9g） 升麻一钱（3g） 葛根二钱（6g） 白术一钱（3g） 苍术三钱（9g） 当归身三钱（9g） 人参二钱（6g） 甘草五钱（15g） 苦参酒浸，二钱（6g） 黄芩炒，一钱（3g） 知母酒洗，三钱（9g） 茵陈酒炒，五钱（15g） 猪苓三钱（9g） 泽泻三钱（9g）

【功用】利湿清热，疏风止痛。

【主治】湿热相搏，外受风邪证。

（1）病机：风湿热邪留滞经脉关节，气血失畅。

（2）辨证要点：肢节沉重肿痛，苔白腻微黄，脉数。

【方解】

君　羌活——祛风胜湿，通痹止痛
　　茵陈——苦泄下降，清热利湿
臣　猪苓、泽泻——助茵陈清热利湿
　　黄芩、苦参——清热燥湿
佐　防风、升麻、葛根——祛风胜湿，清热解毒
　　苍术、白术——燥湿、健脾
　　知母——清热滋阴
　　当归、人参——益气养血
佐使　甘草——清热解毒，调和诸药

【重点】

配伍特点：辛散清利之中寓补气养血之法，表里同治，上下分消。

二妙散*

《丹溪心法》

二妙散中苍柏煎，若云三妙牛膝添，
再加苡仁名四妙，湿热下注痿痹痊。

【组成】黄柏炒　苍术米泔水浸，炒（各15g）（原著本方无用量）

【功用】清热燥湿。

【主治】湿热下注证。

（1）病机：湿热下注。

（2）辨证要点：足膝肿痛，小便短赤，舌苔黄腻。

【方解】

君　黄柏——清热燥湿

臣　苍术——燥湿健脾

【重点】

1. 用法特点：姜汁调服，既辛散以助祛湿，又可防黄柏苦寒伤中。

2. 配伍特点：苦寒温燥相制，长于下焦，药简效专。

第三节　利水渗湿剂

五苓散***

《伤寒论》

五苓散治太阳腑，白术泽泻猪苓茯，
桂枝化气兼解表，小便通利水饮除。

【组成】猪苓去皮，十八铢（9g）　泽泻一两六铢（15g）　白术十八铢（9g）　茯苓十八铢（9g）　桂枝去皮，半两（6g）

【功用】利水渗湿，温阳化气。

【主治】

1. 蓄水证。

（1）病机：表邪未解，内传膀胱。

（2）辨证要点：恶寒发热，口渴欲饮，小便不利，舌苔白，脉浮或缓。

2. 痰饮。

（1）病机：湿停成痰，溢泛三焦。

（2）辨证要点：脐下动悸，吐涎沫而头眩。

3. 水湿内停证。

（1）病机：脾不运湿，水湿泛滥。

（2）辨证要点：水肿，小便不利，泄泻，苔白腻，脉滑。

【方解】

君　泽泻——利水渗湿

臣　茯苓、猪苓——助君药利水渗湿

佐　白术——健脾益气

　　桂枝——外解太阳之表证，内助膀胱之气化

【重点】

1. 用量特点：重用泽泻。

2. 配伍特点：主入下焦而兼运中州，渗利之中寓化气之法。

猪苓汤**

《伤寒论》

猪苓汤用猪茯苓，泽泻滑石阿胶并，

小便不利兼烦渴，利水养阴热亦平。

【组成】猪苓去皮　茯苓　泽泻　阿胶　滑石碎，各一两（各10g）

【功用】利水渗湿，养阴清热。

【主治】水热互结伤阴证。

（1）病机：水热互结，气化不利。

（2）辨证要点：小便不利，口渴，身热，舌红，脉细数。

【方解】

君　猪苓——利水渗湿

臣　泽泻——利水渗湿兼泄热

　　茯苓——利水渗湿兼健脾

佐　滑石——清热利水

　　阿胶——滋阴止血

【重点】

配伍特点：甘寒淡渗，寓养血于清利之中，利水而不伤阴。

防己黄芪汤**

《金匮要略》

《金匮》防己黄芪汤，白术甘草枣生姜，
益气祛风又行水，表虚风水风湿康。

【组成】防己一两（12g） 甘草炒，半两（6g） 白术七钱半（9g） 黄芪去芦，一两一分（15g）（生姜四片，大枣一枚同煎）

【功用】益气祛风，健脾利水。

【主治】表虚之风水或风湿。

（1）病机：表虚卫气不固，风湿郁于肌腠。

（2）辨证要点：汗出恶风，小便不利，苔白，脉浮。

【方解】

君　防己——祛风胜湿，止痛，利水
　　黄芪——益气固表，利水消肿
臣　白术——健脾祛湿，益气固表
佐　生姜、大枣——健脾和胃，调和营卫
佐使　炙甘草——益气和中，调和诸药

【重点】

1. 用药特点：防己、黄芪量偏重。

2. 配伍特点：祛风除湿与益气固表并用，祛邪而不伤正，固表而不留邪。

第四节　温化寒湿剂

苓桂术甘汤***

《金匮要略》

苓桂术甘化饮剂，温阳化饮又健脾，
饮邪上逆胸胁满，水饮下行悸眩去。

【组成】茯苓四两（12g）　桂枝三两（9g）　白术三两（9g）　甘草炙，二两（6g）

【功用】温阳化饮，健脾利水。

【主治】中阳不足之痰饮。

（1）病机：中阳素虚，饮停心下。

（2）辨证要点：胸胁支满，目眩心悸，舌苔白滑。

【方解】

君　茯苓——利水渗湿

臣　桂枝——温阳化气，平冲降逆

佐　白术——健脾燥湿

佐使　炙甘草——合桂枝辛甘化阳，合白术益气健脾，调和诸药

【重点】

1. 用量特点：茯苓：桂枝：白术：炙甘草=4：3：3：2。

2. 配伍特点：淡渗甘温合法，温而不热，利而不峻。

3. 使用注意：服用本方后，小便当增多，这是饮从小便而去的标志。

真武汤***

《伤寒论》

真武汤壮肾中阳，茯苓术芍附生姜，
少阴腹痛有水气，悸眩瞤惕保安康。

【组成】茯苓三两（9g） 芍药三两（9g） 白术二两（6g） 生姜切，三两（9g） 附子炮，去皮，破八片，一枚（9g）

【功用】温阳利水。

【主治】

1. 阳虚水泛证。

（1）病机：肾不化气，水湿泛滥。

（2）辨证要点：小便不利，肢体沉重或浮肿，舌质淡胖，苔白，脉沉。

2. 太阳病发汗太过，阳虚水泛证。

（1）病机：阴随阳伤，筋肉失养。

（2）辨证要点：发热，身瞤动，振振欲擗地。

【方解】

君　附子——温肾暖脾，助阳祛寒

臣　白术——健脾燥湿

　　茯苓——利水渗湿

佐　生姜——助附子温阳，温散水湿

　　白芍——利水，缓急，敛阴舒筋，防附子燥热

【重点】

配伍特点：辛热渗利合法，纳酸柔于温利之中，脾肾兼顾，重在温肾。

实脾散***

《严氏济生方》

实脾苓术与木瓜，甘草木香大腹加，
草果姜附兼厚朴，虚寒阴水效堪夸。

【组成】厚朴去皮，姜制，炒　白术　木瓜去瓤　木香不见火　草果仁　大腹子　附子炮，去皮脐　白茯苓去皮　干姜炮，各一两（各30g）　甘草炙，半两（15g）（生姜五片，大枣一枚同煎）

【功用】温阳健脾，行气利水。

【主治】脾肾阳虚，水气内停之阴水。

（1）病机：脾不制水，寒湿阻滞。

（2）辨证要点：身半以下肿甚，胸腹胀满，舌淡苔腻，脉沉迟。

【方解】

君　附子、干姜——温肾暖脾

臣　茯苓、白术——健脾渗湿

佐　厚朴、木香、大腹子——行气利水

木瓜——除湿和中

草果——温中燥湿

佐使　生姜、大枣——益气健脾

炙甘草——补气，调和诸药

【重点】

1. 用法特点：厚朴姜制、炒，木香不见火；研为散，加入生姜、大枣同煎。

2. 配伍特点：辛热与淡渗合法，纳行气于温利之中，脾肾兼顾，主以实脾。

第五节　祛湿化浊剂

萆薢分清饮（原名萆薢分清散）**

《杨氏家藏方》

萆薢分清石菖蒲，萆薢乌药益智俱，
或益茯苓盐煎服，通心固肾浊精驱。

【组成】益智仁　川萆薢　石菖蒲　乌药各等分（各9g）

【功用】温肾利湿，分清化浊。

【主治】下焦虚寒之膏淋、白浊。

（1）病机：下焦虚寒，湿浊不化。

（2）辨证要点：小便混浊频数，舌淡苔白，脉沉。

【方解】

君　萆薢——利湿祛浊

臣　益智仁——温补肾阳，涩精缩尿

佐　石菖蒲——化浊祛湿

　　乌药——温肾散寒，行气止痛

【重点】

配伍特点：利温相合，通中寓涩，分清别浊，药简效专。

完带汤***

《傅青主女科》

完带汤中用白术，山药人参白芍辅，

苍术车前黑介穗，陈皮甘草与柴胡。

【组成】白术土炒，一两（30g）　山药炒，一两（30g）　人参二钱（6g）　白芍酒炒，五钱（15g）　车前子酒炒，三钱（9g）　苍术制，三钱（9g）　甘草一钱（3g）　陈皮五分（2g）　黑芥穗五分（2g）　柴胡六分（2g）

【功用】补脾疏肝，化湿止带。

【主治】脾虚肝郁，湿浊下注之带下证。

（1）病机：脾虚肝郁，带脉失约，湿浊下注。

（2）辨证要点：带下色白，清稀无臭，舌淡苔白，脉濡缓。

【方解】

君　白术、山药——补气健脾

臣　人参——助君补脾

苍术——燥湿运脾

车前子——利湿泄浊

白芍——柔肝理脾

佐　陈皮——理气燥湿

柴胡、芥穗——升散，合白术升发脾胃清阳

配白芍疏达肝气郁滞

使　甘草——和中调药

【重点】

1. 用量特点：重用白术、山药，轻用柴胡、芥穗。

2. 配伍特点：扶土抑木，补中寓散，升清除湿，肝脾同治，重在治脾。

第六节 祛风胜湿剂

羌活胜湿汤**

《脾胃论》

羌活胜湿羌独芎，甘蔓藁本与防风，
湿气在表头腰重，发汗升阳有奇功。

【组成】羌活 独活各一钱（各6g） 藁本 防风 甘草炙，各五分（各3g） 蔓荆子三分（2g） 川芎二分（1.5g）

【功用】祛风胜湿止痛。

【主治】风湿犯表之痹证。

（1）病机：风湿犯表，阻于经络。

（2）辨证要点：头身痛重，或腰脊疼痛，苔白脉浮。

【方解】

君 羌活、独活——祛风除湿，通利关节

臣 防风——散风胜湿止痛

川芎——祛风行气，活血止痛

佐 藁本——散太阳经风寒湿邪，且善达巅顶而止头痛

蔓荆子——清利头目止痛

佐使 炙甘草——缓和诸药，调和诸药

【重点】

配伍特点：独取辛温行散之法，量小轻扬微汗蠲痹。

独活寄生汤***

《备急千金要方》

独活寄生艽防辛，芎归地芍桂苓均，
杜仲牛膝人参草，冷风顽痹屈能伸。

【组成】独活三两（9g）　桑寄生　杜仲　牛膝　细辛　秦艽　茯苓　肉桂心　防风　川芎　人参　甘草　当归　芍药　干地黄各二两（各6g）

【功用】祛风湿，止痹痛，益肝肾，补气血。

【主治】痹证日久，肝肾两虚，气血不足证。

（1）病机：风寒湿邪痹阻，肝肾气血亏虚。

（2）辨证要点：腰膝冷痛，关节屈伸不利，心悸气短，舌淡苔白，脉细弱。

【方解】

君　独活——祛下焦风寒湿邪

臣　细辛——发散风寒，搜剔风湿

防风、秦艽——祛风胜湿，活络舒筋

桂心——温里祛寒，通行血脉

佐　桑寄生、牛膝、杜仲——补肝肾，祛风湿，壮筋骨

当归、芍药、地黄、川芎——养血活血

人参、茯苓、甘草——健脾益气

使　甘草——调和诸药

【重点】

1. 配伍要点：邪正兼顾，标本同治。

2. 使用注意：痹症属湿热实证者忌用。

【小结】具体见表下 16-1。

表下 16-1　祛湿方比较

方名	相同点	不同点
平胃散	祛湿和中，主治中焦湿郁停滞之证	燥湿力强。长于治疗湿困中焦，脾胃不和之证
藿香正气散		化湿和中，兼能解表。主治外感风寒，内有湿滞之证
茵陈蒿汤	均能清热利湿，主治湿热蕴结证	利湿与泄热并重，为治疗黄疸阳黄之代表方
八正散		集清热利水通淋药为一方，为治疗热淋之代表方
三仁汤		重在宣畅气机以祛湿，兼以清热。主治湿温初起或暑温夹湿之湿重于热证
甘露消毒丹		利湿化浊与清热解毒并重，为“治湿温时疫之主方”
连朴饮		升清降浊偏于行气和胃以止呕，为治疗湿热霍乱之常用方
当归拈痛汤		兼辛散祛风胜湿之品，为治疗风湿热痹或湿热脚气之常用方
二妙散		清热燥湿并重，为治疗湿热下注之痿痹、脚气、带下、湿疮之基础方
五苓散	均能利水，用治水湿内停之证	温阳化气利水。主治表邪未尽，内传膀胱，气化不利之蓄水证
猪苓汤		利水清热养阴。主治邪已入里化热，水热互结伤阴之证
防己黄芪汤		益气补虚固表之效佳，适宜于风水表虚之证

续表

方名	相同点	不同点
苓桂术甘汤	均能温阳利水，用治水湿泛滥之证	重在利水渗湿，兼以温阳健脾，是治疗中阳不足痰饮病之代表方
肾著汤		重在温中散寒，兼以渗湿健脾，是治疗寒湿腰痛之常用方
真武汤		温肾力胜，善治脾肾阳虚偏于肾阳虚衰之水肿
实脾散		温脾力胜，善治脾肾阳虚偏于脾阳虚弱之水肿
萆薢分清饮	均能祛湿化浊，用治湿浊下注之证	重在温肾利湿，主治下焦虚寒之膏淋、白浊
完带汤		重在补脾疏肝止带。主治脾虚肝郁，湿浊下注之带下证
羌活胜湿汤	均能祛风湿止痛，主治痹证	善祛周身风湿，主治风湿在表之痹证
独活寄生汤		兼顾补益肝肾气血。主治痹证日久，肝肾两虚，气血不足之证

附：祛湿剂复习思考题及答案（二维码 17）

第十七章 祛痰剂

1. 定义： 以祛痰药为主组成，具有消除痰饮作用，治疗各种痰病的方剂，统称为祛痰剂。

2. 分类及代表方

（1）燥湿化痰剂：代表方如二陈汤。

（2）清热化痰剂：代表方如清气化痰丸。

（3）润燥化痰剂：代表方如贝母瓜蒌散。

（4）温化寒痰剂：代表方如苓甘五味姜辛汤。

（5）化痰息风剂：代表方如半夏白术天麻汤。

3. 使用注意

（1）辨别痰病的性质。

（2）痰由湿生，湿责之于脾，所以治痰剂中常配伍健脾祛湿之品。

（3）治痰剂中常配伍理气药。

（4）对于痰流经络、肌腠而为瘰疬、痰核者，常结合软坚散结之法。

（5）有咳血倾向者，不宜用燥烈之剂，以免引起大量咯血；表邪未解或痰多者，慎用滋润之品，以防壅滞留邪。

第一节　燥湿化痰剂

二陈汤***

《太平惠民和剂局方》

二陈汤用半夏陈，苓草梅姜一并存，
燥湿祛痰兼理气，湿痰为患基础方。

【组成】半夏汤洗七次　橘红各五两（15g）　白茯苓三两（9g）　甘草炙，一两半（4.5g）（生姜七片，乌梅一个）

【功用】燥湿化痰，理气和中。

【主治】湿痰证。

（1）病机：脾失健运，湿无以化，湿聚成痰，郁积而成。

（2）辨证要点：咳嗽，呕恶，痰多色白易咯，舌苔白腻，脉滑。

【方解】

君　半夏——燥湿化痰，降逆和胃，散结消痞

臣　橘红——理气行滞，燥湿化痰
（治痰先治气，气顺则痰消）

佐　茯苓——渗湿健脾，渗湿以助化痰之力，
健脾以杜生痰之源

生姜——既助半夏化痰，又制半夏之毒

乌梅——收敛肺气，与半夏相伍，散中有收，
使祛痰而不伤正

使　炙甘草——调和诸药

【重点】

1. 半夏、橘红量偏重，宜放陈久使用为佳，使其温不燥烈，行不峻消。

2. 药物组成包括用法中的生姜、乌梅。

3. 配伍特点：燥化之中寓行运之法，重在治脾以消痰。本方半夏、茯苓、陈皮配伍，构成了治痰的基本用药结构，半夏燥湿祛已生之痰，茯苓渗湿健脾以杜生痰之源；祛湿化痰之中配以陈皮理气之品，使气顺则痰消，体现了“治痰先治气”的治疗原则。

4. 使用注意：因本方性偏温，故燥痰者慎用；吐血、消渴、阴虚、血虚者忌用本方。

温胆汤***

《三因极一病证方论》

温胆夏茹枳陈助，佐以茯草姜枣煮，
理气化痰利胆胃，胆郁痰扰诸证除。

【组成】半夏汤洗七次　竹茹　枳实麸炒，去瓤，各二两（各6g）　陈皮三两（9g）　甘草炙，一两（3g）　茯苓一两半（4.5g）（生姜五片，大枣一枚）

【功用】理气化痰，清胆和胃。

【主治】胆胃不和，痰热内扰证。

（1）病机：胆胃不和，痰热内扰所致。

（2）辨证要点：虚烦不寐，眩悸呕恶，苔白腻微黄，脉弦滑。

【方解】

君　　半夏——燥湿化痰，和胃止呕

臣　　竹茹——清胆和胃，清热化痰，除烦止呕

佐　　陈皮——理气和中，燥湿化痰

　　　枳实——破气化痰

　　　茯苓——渗湿健脾以杜生痰之源

　　　生姜、大枣——和中培土，使湿无以留聚

佐使　炙甘草——益气和中，调和诸药

【重点】

1. 本方为治疗胆胃不和，痰热内扰所致不眠、惊悸、呕吐以及眩晕、癫痫证的常用方。

2. 原则：痰湿为主，热不宜重。

3. 配伍特点：化痰与理气共施，温而不燥；清胆与和胃并行，凉而不寒。

第二节　清热化痰剂

清气化痰丸***

《医方考》

清气化痰胆星蒌，夏芩杏陈枳实投，

茯苓姜汁糊丸服，气顺火清痰热疗。

【组成】陈皮去白　杏仁去皮尖　枳实麸炒　黄芩酒炒　瓜蒌仁去油　茯苓各一两（各 6g）　胆南星　制半夏各一两半（各 9g）（姜汁为丸）

【功用】清热化痰，理气止咳。

【主治】热痰咳嗽。

（1）病机：热淫于内，灼津成痰，痰热互结所致。

（2）辨证要点：咯痰黄稠，胸膈痞闷，舌红苔黄腻，脉滑数。

【方解】

君　胆南星——清热豁痰

臣　瓜蒌仁——清热化痰

　　黄芩——清泻肺火

　　制半夏——化痰散结，降逆止呕

佐　杏仁——降利肺气以宣上

　　陈皮——理气化痰以畅中

　　枳实——破气化痰以宽胸

　　茯苓——健脾渗湿，以杜生痰之源

使　姜汁——制半夏之毒，助祛痰降逆

【重点】

1. 本方是治疗热痰咳嗽的常用方。

2. 本方为二陈汤去甘草、乌梅，加胆南星、瓜蒌仁、黄芩、杏仁、枳实而成。

3. 配伍要点：化痰与清热并重、且于清化之中佐以降气理肺之品，使热清火降，气顺痰消。

小陷胸汤**

《伤寒论》

小陷胸汤连夏蒌，宽胸开结涤痰周，
邪热大陷胸汤治，甘遂硝黄一泻柔。

【组成】黄连一两（6g）　半夏洗，半升（12g）　瓜蒌

实大者一枚（20g）

【功用】清热化痰，宽胸散结。

【主治】痰热互结之小结胸证。

（1）病机：伤寒表证误下，邪热内陷，与痰浊结于心下的小结胸病。

（2）辨证要点：胸脘痞闷，按之则痛，舌红苔黄腻，脉滑数。

【方解】

君　瓜蒌实——清热涤痰，利气散结而宽胸

臣　黄连——泄热降火

佐　半夏——祛痰降逆，开结消痞

【重点】

1. 本方是治疗痰热互结证的常用方。

2. 配伍要点：苦辛润相合，辛开苦降，润燥相得，消痰除痞，药简效专。

滚痰丸（又名礞石滚痰丸）*

《泰定养生主论》，录自《玉机微义》

滚痰丸用青礞石，大黄黄芩沉木香，

百病多因痰作祟，顽痰怪症力能医。

【组成】大黄酒蒸　片黄芩酒洗净，各八两（各24g）　礞石捶碎，同焰硝一两，投入小砂罐内盖之，铁线缚定，盐泥固济，晒干，火煅红，候冷取出，一两（3g）　沉香半两（2g）

【功用】泻火逐痰。

【主治】实热老痰证。

（1）病机：实热老痰久积不去所致。

（2）辨证要点：癫狂惊悸，大便干燥，苔黄厚腻，脉滑数。

【方解】

君　礞石——下气坠痰，平肝镇惊

臣　大黄——苦寒降泻，荡涤实热

佐　黄芩——清肺及上焦实热

　　沉香——行气开郁，降逆平喘

【重点】

1. 本方是治疗热老痰咳嗽痰证的常用方。

2. 本方药力峻猛，体虚之人及孕妇均不可轻用，以免损伤正气。

3. 配伍特点：重坠攻下之中、纳苦寒清降之法，药简效宏。

第三节　润燥化痰剂

贝母瓜蒌散*

《医学心悟》

贝母瓜蒌天花粉，橘红茯苓加桔梗，
肺燥有痰咳难出，润肺化痰此方珍。

【组成】贝母一钱五分（9g）　瓜蒌一钱（6g）　花粉　茯苓　橘红　桔梗各八分（各5g）

【功用】润肺清热，理气化痰。

【主治】燥痰咳嗽。

（1）病机：燥热伤肺，灼津成痰，燥痰阻肺，肺失清肃所致。

（2）辨证要点：咳嗽痰少，咯痰难出，咽喉干燥，苔白而干。

【方解】

君　贝母——润肺清热，化痰止咳

臣　瓜蒌——清热涤痰，利气润燥

佐　天花粉——清肺生津，润燥化痰

　　茯苓——健脾渗湿以化痰

　　橘红——理气化痰使气顺痰消

　　桔梗——宣利肺气，化痰止咳，使肺宣降有权

【重点】

1. 本方是治疗燥痰证的常用方。

2.《医学心悟》卷3类中风篇另有一贝母瓜蒌散，较本方少天花粉、茯苓、桔梗，多胆南星、黄芩、黄连、黑山栀、甘草，主治痰火壅肺的类中风证，其证虽亦卒然昏倒、喉中痰鸣，但无㖞斜偏废之候。

3. 配伍特点：重用甘寒，清润化痰而不伤津。

第四节　温化寒痰剂

苓甘五味姜辛汤*

《金匮要略》

苓甘五味姜辛汤，温肺化饮常用方，
半夏杏仁均可加，寒痰水饮咳嗽康。

【组成】茯苓四两（12g） 甘草三两（9g） 干姜三两（9g） 细辛三两（3g） 五味子半升（5g）

【功用】温肺化饮。

【主治】寒饮咳嗽。

（1）病机：多因脾阳不足，寒从中生，运化失司，聚湿而成饮。

（2）辨证要点：咳嗽痰多稀白，舌苔白滑，脉象弦滑。

【方解】

君 干姜——温肺化饮，温脾化湿

臣 细辛——温肺散寒化饮，助干姜温肺散寒化饮之力

茯苓——健脾渗湿，以治生痰之本

佐 五味子——敛肺止咳，与干姜、细辛相伍，一温一散一收，使散不伤正，敛不留邪，且能调节肺司开阖之职，为仲景用以温肺化饮的常用组合。

使 甘草——和中，调和药性

【重点】

1. 本方为治寒饮咳嗽的常用方。

2. 配伍特点：温散之中佐以酸收，开阖相济，温肺散饮。

三子养亲汤*

《韩氏医通》

三子养亲痰火方，芥苏莱菔共煎汤，

大便实硬加熟蜜，冬寒更可加生姜。

【组成】白芥子（9g）　紫苏子（9g）　莱菔子（9g）（原著本方无用量）

【功用】温肺化痰，降气消食。

【主治】痰壅气逆食滞证。

（1）病机：年老中虚，脾不健运，每致停食生湿，湿聚成痰。

（2）辨证要点：咳嗽痰多色白，食少脘痞，舌苔白腻。

【方解】

白芥子——温肺化痰，利气畅膈

紫苏子——降气消痰，止咳平喘

莱菔子——消食导滞，降气祛痰

【重点】

1. 本方为治寒饮咳嗽的常用方。

2. 配伍特点：祛痰理气消食共用，为药简治标之剂。

第五节　化痰息风剂

半夏白术天麻汤 ***

《医学心悟》

半夏白术天麻汤，苓草橘红枣生姜，

眩晕头痛风痰胜，化痰息风复正常。

【组成】半夏一钱五分（9g）　天麻　茯苓　橘红各一钱（各6g）　白术三钱（18g）　甘草五分（3g）（生姜一片，大枣二枚）

【功用】化痰息风，健脾祛湿。

【主治】风痰上扰证。

（1）病机：脾虚生湿，湿聚成痰，引动肝风，肝风夹湿痰上扰清窍所致。

（2）辨证要点：眩晕头痛，舌苔白腻，脉弦滑。

【方解】

君　半夏——燥湿化痰，降逆止呕

　　天麻——平肝息风，止眩晕

臣　白术——健脾燥湿

　　茯苓——健脾渗湿，以治生痰之本

佐　陈皮——理气化痰，使气顺痰消

使　甘草——调药和中

　　姜、枣——调和脾胃

【重点】

1. 本方为治风痰眩晕、头痛的常用方。

2. 本方是二陈汤去乌梅，加天麻、白术、大枣而成。方中半夏、天麻配伍，长于化痰息风，构成治疗风痰眩晕头痛之要药。

3. 配伍特点："二陈"治痰之法伍息风之品，肝脾同调而成治风痰之剂。

4. 使用注意：阴虚阳亢，气血不足所致之眩晕，不宜使用。

【小结】具体见表下 17–1。

表下 17-1　祛痰方比较

方名	相同点	不同点
二陈汤	化痰，痰证	燥湿化痰，理气和中。治疗湿痰证
温胆汤		理气化痰，和胃利胆。主治胆胃不和，痰热内扰证
清气化痰丸		清热化痰，理气止咳。主治痰厥或痰饮壅盛证
贝母瓜蒌散		润肺清热，理气化痰。主治燥痰咳嗽证
半夏白术天麻汤		化痰息风，健脾祛湿。主治风痰上扰证

附：祛痰剂复习思考题及答案（二维码 18）

第十八章　消食剂

1. 定义： 凡以消食药为主组成，具有消食运脾、化积导滞等作用，主治各种食积证的方剂，统称消食剂。

2. 分类及代表方：

（1）消食化滞剂：代表方如保和丸。

（2）健脾消食剂：代表方如健脾丸。

3. 使用注意：

（1）消食剂虽较泻下剂缓和，但毕竟属克削或攻伐之剂，应中病即止，不宜长期服用。若过用攻伐之剂，则正气更易受损，而病反不除。

（2）多用丸剂，取其渐消缓散。

（3）纯虚无实者禁用。

第一节　消食化滞剂

保和丸***

《丹溪心法》

保和神曲与山楂，苓夏陈翘菔子加，

曲糊为丸麦汤下，亦可方中用麦芽。

【组成】山楂六两（18g）　神曲二两（6g）　半夏　茯苓各三两（各9g）　陈皮　连翘　莱菔子各一两（各3g）

（炊饼为丸）

【功用】消食化滞，理气和胃。

【主治】食积证。

（1）病机：饮食不节，食积内停，阻滞气机，脾胃升降失常。

（2）辨证要点：本方为治疗食积的通用方，以脘腹胀满，嗳腐厌食，苔厚腻，脉滑为辨证要点。

【方解】

君　山楂——消一切饮食积滞（长于消肉食油腻之积）

臣　神曲——消食健脾（长于化酒食陈腐之积）

　　莱菔子——消气下气（长于消麦面痰气之积）

佐　半夏——和胃止呕

　　陈皮——行气化滞

　　茯苓——健脾利湿、和中止泻

　　连翘——散结以助消积、清解食积所生之热

　　炊饼蒸丸——消食养胃

【重点】

1. 山楂消一切饮食积滞，尤善消肉食油腻之积；神曲消食健脾，长于化酒食陈腐之积；莱菔子消气下积，长于消谷面之积。三药同用，可消各种饮食积滞。方中佐以连翘，取其散结以消食滞，清热以除食积所生之热。

2. 配伍要点：本方以消食药祛除食积治本为主，辅以行气、化湿、清热之品兼治其标，使食积得化，胃气因和，标本兼顾。消食之中兼以行气理脾，以消为主。

3. 剂型特点：炊饼为丸，药性平稳，药力缓和，故名“保和”。

4. 使用注意：本方作用平和，为治疗“一切食积”轻证之常用方。但总属攻伐治标之剂，故不宜久服。

枳实导滞丸***

《内外伤辨惑论》

枳实导滞首大黄，芩连曲术茯苓襄，
泽泻蒸饼糊丸服，湿热积滞力能攘。

【组成】大黄一两（30g） 枳实麸炒，去瓤 神曲炒，各五钱（各15g） 茯苓去皮 黄芩去腐 黄连拣净 白术各三钱（各9g） 泽泻二钱（6g）

【功用】消食导滞，清热祛湿。

【主治】湿热食积证。

（1）病机：本证因饮食积滞内停，生湿蕴热；或素有湿热，又与食积互结于肠胃所致。

（2）辨证要点：以脘腹胀满，泻痢或便秘，苔黄腻，脉沉有力。

【方解】

君 大黄——攻积泻热，使积滞湿热从大便而下

臣 枳实——行气化滞

神曲——消食健脾

佐 黄连、黄芩——清热燥湿、厚肠止痢

茯苓、泽泻——甘淡渗湿，使湿热从小便分消

白术——健脾渗湿，固护正气

【重点】

1. 本方用于湿热食滞之泄泻、下痢，属“通因通用”之法。

2. 配伍要点：下消清利合法，以下助消，消中寓补。

3. 使用注意：泄泻无积滞者、孕妇均不宜使用。

木香槟榔丸**

《儒门事亲》

木香槟榔青陈皮，黄柏黄连莪术齐，

大黄黑丑兼香附，泻痢后重热滞宜。

【组成】木香　槟榔　青皮　陈皮　莪术烧　黄连麸炒，各一两（各 3g）　黄柏　大黄各三两（各 9g）　香附子炒　牵牛各四两（各 12g）

【功用】行气导滞，攻积泄热。

【主治】痢疾，食积。

（1）病机：湿热积滞内蕴中焦。

（2）辨证要点：脘腹胀痛，下赤白痢疾，里急后重，苔黄腻，脉沉实。

【方解】

君　木香、槟榔——消痞满胀痛，除里急后重

臣　牵牛、大黄——通便泄热，推荡积滞，引邪下行

佐　香附、莪术——疏肝行气

　　青皮、陈皮——理气和中，行气导滞

　　黄连、黄柏——清热燥湿，止痢

【重点】

1. 本方为治疗湿热积滞重症之常用方，属“通因通用”之法。

2. 配伍要点：行气与攻下、清热并用，以行气攻积为主。

3. 使用注意：本方行气破滞之力较强，体虚者慎用，孕妇忌用。

第二节　健脾消食剂

健脾丸***

《证治准绳》

健脾参术苓草陈，肉蔻香连合砂仁，
楂肉山药曲麦炒，消补兼施不伤正。

【组成】白术炒，二两半（15g）　木香另研　黄连酒炒　甘草各七钱半（各6g）　白茯苓去皮，二两（10g）　人参一两五钱（9g）　神曲炒　陈皮　砂仁　麦芽炒　山楂取肉　山药　肉豆蔻面裹，纸包槌去油，各一两（各6g）

【功用】健脾和胃，消食止泻。

【主治】脾虚食积证。

（1）病机：脾胃虚弱，运化失常，食积停滞，郁而生热。

（2）辨证要点：食少难消，脘腹痞闷，大便溏薄，苔腻微黄，脉虚弱。

【方解】

君　人参、白术、白茯苓——补气健脾运湿以止泻
臣　山楂、神曲、麦芽——消食和胃，除已停之积
佐　肉豆蔻、山药——健脾止泻
　　木香、砂仁、陈皮——理气开胃，醒脾化湿，补而不滞

黄连——清热燥湿，除食积所生之热

佐使　甘草——补中和药

【重点】

1. 配伍特点：本方补气健脾药与消食行气药同用，为消补兼施之剂，且补而不滞，消不伤正，且方中含有涩肠止泻药，补中寓涩。

2. 配伍规律：方中含四君子汤及山药等益气健脾之品居多，故补重于消，食消脾自健，故方名“健脾”。

3. 使用注意：本方为消补兼施之剂，食积内停，脾胃不虚之实证不宜使用。

【小结】具体见表下 18–1。

表下 18–1　消食方比较

方名	相同点	不同点
保和丸	主治食积内停证	消食化积的通用方，主治一切食积之常用方
枳实导滞丸		适用于湿热食积内阻肠胃之证，攻补兼施，以攻为主
健脾丸		适用于脾虚食积之证，消补兼施，以补为主

附：消食剂复习思考题及答案（二维码 19）

第十九章　驱虫剂

1. 定义：凡以驱虫药物为主组成，具有驱虫、杀虫或安蛔等作用，用以治疗人体寄生虫病的方剂，统称驱虫剂。

2. 使用注意：

（1）服用驱虫剂，应忌食油腻，空腹服用，必要时与泻下剂同用。

（2）驱虫剂多含有有毒之品，应用时注意剂量及服药间隔时间，连续服用易致蓄积中毒。

（3）驱虫剂多由攻伐之品组成，脾胃素亏，年老体弱，孕妇慎用或禁用。

（4）服用驱虫剂后，适当调理脾胃，以固后天之本。

乌梅丸***

《伤寒论》

乌梅丸用细辛桂，黄连黄柏及当归，
人参椒姜加附子，温肠清热又安蛔。

【组成】乌梅三百枚（30g）　细辛六两（3g）　干姜十两（9g）　黄连十六两（9g）　当归四两（6g）　附子炮，去皮，六两（6g）　蜀椒炒香，四两（5g）　桂枝六两（6g）　人参六两（6g）　黄柏六两（6g）（和蜜为丸）

【功用】温脏安蛔。

【主治】

1. 脏寒蛔厥证。

（1）病机：素有蛔虫，复由肠寒胃热，蛔虫上扰。

（2）辨证要点：腹痛时作，常自吐蛔，甚或手足厥冷。

2. 久泻久痢属寒热错杂，正气虚弱者。

（1）病机：脾胃虚寒，肠滑失禁，气血不足，湿热积滞未去。

（2）辨证要点：久泻久痢，滑脱不禁。

【方解】

君　乌梅——安蛔止痛，酸能安蛔

臣　蜀椒、细辛——辛可伏蛔，温可驱寒

　　黄连、黄柏——苦能下蛔，寒能清热

佐　附子、桂枝、干姜——温脏祛寒，兼可伏蛔

　　人参、当归——补养气血，合桂、附、姜以养血通脉

使　蜂蜜——甘缓和中

【重点】

1. 主要配伍：本方重用乌梅，原方乌梅用到三百枚，并用苦酒浸泡一宿，取其酸能安蛔之性，使蛔静则痛止。

2. 配伍要点：本方配伍特点有二：一为酸、苦、辛并进，使“蛔得酸则静，得辛则伏，得苦则下”；二为寒热并用，邪正兼顾，扶正祛邪。

3. 使用注意：蛔虫病发作之时，可先用本方安蛔，再行驱虫。

（1）宜在空腹时服用，尤以临睡前服用为妥，并应忌食油腻香甜之物。

（2）有时需适当配伍泻下药物，以助排出虫体。

（3）脾虚的患者，纵有虫病，还当以健脾为主。

（4）根据寒热虚实不同，适当配伍相应药物。

（5）注意用量要适当。

（6）年老、体弱、孕妇宜慎用或禁用。

【小结】具体见表下 19–1、表下 19–2。

表下 19–1　寒热错杂方比较

方名	相同点	不同点
乌梅丸	寒热并用，邪正兼顾，均可用治寒热错杂之证	重在温脏安蛔，佐以清腑补虚。主治脏寒腑热，寒多热少，蛔动不安之蛔厥证
半夏泻心汤		重在散结消痞，平调寒热。主治寒热互结之心下痞证

表下 19–2　厥证方比较

方名	相同点	不同点
乌梅丸	治疗厥证	脏寒蛔扰，寒热错杂
大承气汤		阳明腑实，邪热内闭，阳气受遏
四逆散		肝气郁结，阳郁于里，不能外达
四逆汤		脾肾阳虚，阴寒内盛
当归四逆汤		素体血虚，寒凝经脉

附：驱虫剂复习思考题及答案（二维码 20）

第二十章　治痈疡剂

1. 定义： 凡以消痈解毒药为主组成，具有散结消痈，解毒排脓，生肌敛疮作用，用以治疗痈疽疮疡病证的方剂，统称痈疡剂。

2. 分类及代表方

（1）散结消痈剂：用于疮疡初起，代表方如仙方活命饮、阳和汤、大黄牡丹汤。

（2）托里透脓剂：用于疮疡中期，代表方如透脓散。

（3）补虚敛疮剂：用于痈疡溃后，代表方如内补黄芪汤。

3. 使用注意

（1）据其阴阳属性选择相应的方剂。

（2）痈疡已成者配合外治法。

（3）痈疡中期辨其正气未衰和已衰。

（4）痈疡后期不宜过早用补法。

第一节　散结消痈剂

仙方活命饮**

《校注妇人良方》

仙方活命君银花，归芍乳没陈皂角，

防芷贝粉甘酒煎，阳证痈疡内消法。

【组成】白芷　贝母　防风　赤芍药　当归尾　甘草　皂角刺炒　穿山甲炙　天花粉　乳香　没药各一钱（各6g）　金银花　陈皮各三钱（各9g）（酒一大碗煎服）

【功用】清热解毒，消肿溃坚，活血止痛。

【主治】阳证痈疡肿毒初起。

（1）病机：热毒壅聚，气滞血瘀痰结。

（2）辨证要点：局部红肿灼痛，甚则伴有身热凛寒，脉数有力。

【方解】

君　金银花——清热解毒疗疮

臣　当归尾、赤芍、乳香、没药、陈皮——行气活血，消肿止痛

佐　白芷、防风——通滞散结，透热解毒

贝母、天花粉——清热化痰散结

穿山甲、皂角刺——通行经络，透脓溃坚

使　甘草——清热解毒，调和诸药

酒——助药力直达病所

【重点】

本方为“疮疡之圣药，外科之首方”，是治疗热毒痈肿之常用方。

五味消毒饮**

《医宗金鉴》

五味消毒疗诸疔，银花野菊蒲公英，

紫花地丁天葵子，兼加酒服效非清。

【组成】金银花三钱（30g）　野菊花　蒲公英　紫花地丁　紫背天葵子各一钱二分（各12g）（无灰酒半盅热服）

【功用】清热解毒，消散疔疮。

【主治】火毒结聚之疔疮。

（1）病机：外感热毒，内蕴积热，火热毒邪蕴结肌肤。

（2）辨证要点：局部红肿热痛或疮形如粟，坚硬根深，舌红脉数等阳证。

【方解】

君　　金银花——清热解毒，消散痈疮

臣　　蒲公英——清热解毒，消痈散结

　　　紫花地丁——清热解毒，凉血消痈

佐　　野菊花、紫背天葵子——清热解毒

佐使　无灰酒——宣通血脉，透邪外出

【重点】

1. 本方为治疗火毒疔疮之常用方。

2. 配伍特点：本方以同类相须之法，唯取清解消疔之力。

四妙勇安汤**

《验方新编》

四妙勇安金银花，玄参当归甘草加，

清热解毒兼活血，热毒脱疽效堪夸。

【组成】金银花　玄参各三两（各90g）　当归二两（60g）　甘草一两（30g）

【功用】清热解毒，活血止痛。

【主治】热毒炽盛之脱疽。

（1）病机：火毒内郁，血行不畅，瘀阻经脉。

（2）辨证要点：患肢暗红微肿灼热，疼痛剧烈，烦热口渴，舌红，脉数。

【方解】

君　金银花——清热解毒

臣　玄参——清热凉血，泻火解毒，散结软坚

　　当归——养血活血，化瘀通脉

佐使　生甘草——清热解毒，调和诸药

【重点】

本方为治疗热毒脱疽之代表方。

阳和汤**

《外科证治全生集》

阳和汤法解寒凝，贴骨流注鹤膝风，
熟地鹿胶姜炭桂，麻黄白芥甘草从。

【组成】熟地黄一两（30g）　麻黄五分（2g）　鹿角胶三钱（9g）　白芥子炒研，二钱（6g）　肉桂一钱（3g）　生甘草一钱（3g）　炮姜炭五分（2g）

【功用】温阳补血，散寒通滞。

【主治】阴疽（如贴骨疽、脱疽、流注、痰核、鹤膝风）。

（1）病机：素体阳虚，营血不足，寒凝痰滞，痹阻于肌肉、筋骨、血脉。

（2）辨证要点：患处漫肿无头，皮色不变，酸痛无热，口中不渴。

【方解】

君　熟地黄——温补营血，填精补髓

　　鹿角胶——温肾阳，益精血

臣　肉桂、姜炭——温阳散寒，温通血脉

佐　白芥子——温化寒痰，通络散结

　　麻黄——辛温达表，宣通毛窍

使　生甘草——清热解毒，调和诸药

【重点】

1. 药量特点：重用熟地，轻用麻黄。二者用量比例为（15～20）∶1。

2. 配伍要点：采用层层透析法，使筋骨、血脉、肌肉、关节、肌表之寒邪痰滞得以祛除；补血药与温阳药合用，祛寒不伤正；辛散药与滋腻药共施，补精血不恋邪。

3. 使用注意：阳证疮疡红肿热痛，或阴虚有热，或疽已溃破者不宜。

小金丹*

《外科证治全生集》

小金丹内草乌麝，木鳖地龙归墨炭，
灵脂胶香与乳没，诸疮肿痛均可散。

【组成】白胶香　草乌　五灵脂　地龙　木鳖各制末，一两五钱（各45g）　没药去油　归身　乳香各净末，七钱五分（各22.5g）　麝香三钱（9g）　墨炭一钱二分（3.6g）（糯米粉一两二钱为丸）

【功用】化痰除湿，祛瘀通络。

【主治】寒湿痰瘀所致之流注、痰核、瘰疬、乳岩、横痃、贴骨疽、蟮拱头等病。

（1）病机：寒湿痰瘀痹阻肌肉、经脉、骨节。

（2）辨证要点：初起肤色不变，肿硬作痛。

【方解】

君　木鳖子——散结消肿，攻毒疗疮

臣　草乌——祛风除湿，温经散寒

佐　麝香、五灵脂、地龙——散瘀化滞，活血通络

　　乳香、没药、白胶香——散瘀定痛，活血消痈

　　当归——活血补血

　　墨炭——消肿化痰

使　糯米粉——养胃和中

【重点】

逐寒与通络并用，重在温通消散。

海藻玉壶汤*

《外科正宗》

海藻玉壶带昆布，青陈归芎夏贝母，

连翘独活甘草入，化痰散结瘿瘤除。

【组成】海藻　贝母　陈皮　昆布　青皮　川芎　当归　半夏　连翘　甘草节　独活各一钱（各3g）　海带五分（1.5g）

【功用】化痰软坚，散结消瘿。

【主治】气滞痰凝之瘿瘤初起。

（1）病机：气滞痰凝，由气及血，气血结聚。

（2）辨证要点：瘿瘤初起，或肿或硬，或赤或不赤，但未破者。

【方解】

君 海藻、昆布、海带——化痰软坚，散结消瘿

臣 青皮、陈皮——行气解郁

当归、川芎——活血调营

佐 半夏、贝母——化痰散结

连翘——清热散结

独活——辛散通络

佐使 甘草——与海藻相反相成，激发药力，调和诸药

【重点】

化痰软坚之中寓行气活血之法，气分药与血分药同用，且具相反相成之伍。

苇茎汤**

《外台秘要》引《古今录验方》

苇茎汤方出《千金》，桃仁苡仁冬瓜仁，

肺痈痰热兼瘀血，化浊排脓病自宁。

【组成】苇锉，一升（60g） 薏苡仁半升（30g） 桃仁去皮、尖、两仁者，五十枚（9g） 瓜瓣半升（24g）

【功用】清肺化痰，逐瘀排脓。

【主治】痰瘀互结，热毒壅滞之肺痈证。

（1）病机：痰瘀互结，热毒壅滞。

（2）辨证要点：胸痛，咳嗽，吐腥臭痰或吐脓血，舌红苔黄腻，脉数。

【方解】

君 苇茎——清肺热，利窍排脓

臣　瓜瓣（冬瓜仁）——清热化痰，利湿排脓

　　薏苡仁——上清肺热排脓，下利肠胃渗湿

佐　桃仁——活血祛瘀，润燥滑肠

【重点】

本方重在清肺热，肺痈成否皆可用。苇茎现多用芦根，为清肺热之要药，故为君药。

大黄牡丹汤**

《金匮要略》

《金匮》大黄牡丹汤，桃仁芒硝瓜子襄，

肠痈初起腹按痛，苔黄脉数服之康。

【组成】大黄四两（12g）　丹皮一两（3g）　桃仁五十个（9g）　瓜子半升（30g）　芒硝三合（6g）

【功用】泄热破瘀，散结消肿。

【主治】湿热瘀滞之肠痈初起。

（1）病机：湿热瘀滞，气血结聚。

（2）辨证要点：右少腹疼痛拒按，舌苔黄腻，脉滑数。

【方解】

君　大黄——苦寒攻下，泻肠中湿热郁结，

　　　　　　祛肠中稽留之瘀血

　　桃仁——入血分，散破血，与大黄相配，

　　　　　　破瘀泄热

臣　芒硝——邪热导滞，软坚散结

　　牡丹皮——凉血散瘀消肿

佐　冬瓜子——排脓散结效痈

【重点】

1. 下消之中寓清利之能，以通为用。

2. 大黄、桃仁相配，重在泄热破瘀

第二节 托里透脓剂

透脓散*

《外科正宗》

透脓散内用黄芪，三甲芎归总得宜，

加上角针头自迫，何防脓毒隔千皮。

【组成】黄芪四钱（12g） 山甲炒末，一钱（3g） 川芎三钱（9g） 当归二钱（6g） 皂刺一钱五分（5g）（临服入酒一杯）

【功用】补气养血，托毒溃脓。

【主治】气血两虚，疮痈脓成难溃。

（1）病机：气血两虚，脓毒内蕴。

（2）辨证要点：痈疮日久难溃，漫肿无头，色淡不红。

【方解】

君 黄芪——甘温益气，托疮生肌

臣 当归——养血活血

川芎——活血行气，化瘀通络

佐 穿山甲、皂角刺——消散穿透，软坚溃痈

酒——宣通血脉，以助药力

【重点】

1. 本方重用黄芪，益气托脓。

2. 疮疡初起未成脓者禁用。

第三节　补虚敛疮剂

内补黄芪汤*

《外科发挥》

内补黄芪地芍冬，参苓远志加川芎，
当归甘草官桂并，力补痈疽善后功。

【组成】黄芪盐水拌炒　麦门冬去心　熟地黄酒拌　人参　茯苓各一钱（各9g）　甘草炙炒，三分（4g）　白芍药炒　远志去心，炒　川芎　官桂　当归酒拌，各五分（各6g）（姜三片，枣一枚）

【功用】温补气血，生肌敛疮。

【主治】痈疽溃后，疮口难收。

（1）病机：气血两虚。

（2）辨证要点：痈疽溃后，久不收口，或反复溃脓，脓汁清稀色淡无味，全身伴见虚羸少气，脉细弱。

【方解】

君　黄芪——补脾肺之气，生肌敛疮
　　人参——大补元气，补脾益肺
臣　肉桂——温阳散寒，通畅气血
　　熟地黄——滋养阴血
佐　当归、川芎——活血养血，行滞通络
　　麦门冬、白芍——滋阴补血，敛阴配阳
　　远志——宁心安神

茯苓——健脾泄浊

生姜、大枣——调补脾胃

佐使　炙甘草——益气和中，调和诸药

【重点】

1. 配伍特点：气血并补，少佐温通，扶正生肌。

2. 重用黄芪、当归。

【小结】具体见表下 20-1。

表下 20-1　治痈疡方小结

方名	相同点	不同点
仙方活命饮	均有清热解毒之效，治疗阳证疮痈	治疗痈肿初起之要方，并能疏风活血、软坚散结
五味消毒饮		重在清热解毒，善消散疔毒
四妙勇安汤		药少量大力专，且须连服，尚兼扶正之意。主治脱疽之热毒炽盛者
阳和汤	均有温散寒凝，消散阴疽之功。用于寒痰瘀滞于肌肉、筋骨、关节所致之阴疽诸证	以温阳补血为主，寓补于通。宜于阳气不足，营血亏虚，寒痰凝滞而致之阴疽证
小金丹		重在驱寒除湿，祛瘀消肿，温通消散，是为攻邪而设。宜于寒湿痰瘀互结，经络痹阻所致之阴疽诸证
海藻玉壶汤	治疗瘿瘤之常用方	善化痰软坚，行气活血。治疗气血结聚所致之瘿瘤初起
苇茎汤	治疗肺痈常用方	善清热解毒，消痈排脓，气血同治。肺痈之将成或已成，或善后调理，均可用之

续表

方名	相同点	不同点
大黄牡丹汤	治疗湿热瘀滞之肠痈初起之常用方	大黄、芒硝配活血利湿之桃仁、薏苡仁、冬瓜仁。适用于湿热内蕴，气血凝聚所致的肠痈初起
透脓散	均能益气养血，主治气血两虚之疮痈日久证	重在益气养血，托毒溃脓。治疗气血亏虚之脓成难溃者
内补黄芪汤		重在益气养血，生肌敛疮。治疗气血亏虚之脓溃难合者

附：治痈疡剂复习思考题及答案（二维码 21）